爱心帖

专家提示

正确对待疾病：治疗消化性溃疡已有较快控制疾病发展的有效药物，如根治了幽门螺旋杆菌就能达到治愈，不再复发。因此不必担忧！

正确合理用药：消化性溃疡用药需有一定疗程，如胃溃疡一般要6~8周，十二指溃疡为4~6周，切勿因胃痛等症状稍有好转即停服。应用抑酸剂时，只需用单一药物即可，无需用多种药物。

饮食方面：遵循正常饮食、进餐规律。避免香料调味、辛辣、浓茶、咖啡等食品；溃疡活动期症状严重者，可吃些流质或半流质饮食；少吃多餐，以减轻对胃部的刺激。

生活方面：应忌烟、忌酒，解除紧张、焦虑等情绪。

康复后注意：仍需继续戒烟、戒酒，避免服用会诱发溃疡发生的相关药物；不能无定时或暴饮暴食；需稳定情绪，不要紧张、忧郁焦虑。这些都是诱发消化性溃疡发生与复发的因素。

《专家诊治消化性溃疡》

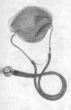

挂号费丛书 **升级版**

姓名		性别		年龄		就诊卡号	

专家诊治
消化性溃疡

科别	消化科	日期		费别	

顾同进 主编

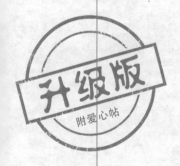

药价			

上海科学技术文献出版社

图书在版编目（CIP）数据

专家诊治消化性溃疡 / 顾同进主编 . —上海：上海
科学技术文献出版社，2012.3
ISBN 978-7-5439-5141-9

Ⅰ . ①专… Ⅱ . ①顾… Ⅲ . ①消化性溃疡—诊疗 Ⅳ .
① R573.1

中国版本图书馆 CIP 数据核字（2011）266817 号

责任编辑：胡德仁
美术编辑：徐　利

专家诊治消化性溃疡

顾同进　主编

*

上海科学技术文献出版社出版发行
（上海市长乐路 746 号　邮政编码 200040）
全国新华书店经销
常熟市人民印刷厂印刷

*

开本850X1168　1/32　印张6.75　字数151 000
2012年3月第1版　　2013年6月第2次印刷
ISBN 978-7-5439-5141-9
定价：15.00元
http://www.sstlp.com

随着人们物质文化生活水平的提高,一旦生了病,就不再满足于"看病拿药"了。病人希望了解自己的病是怎么得的?怎么诊断?怎么治疗?怎么预防?当然这也和疾病谱的变化有关。过去,患了大叶性肺炎,打几针青霉素,病就好了。患了夜盲症,吃些鱼肝油丸,也就没事了。至于怎么诊断、治疗,怎么预防,人们并不十分关心。因为病好了,没事了,事过境迁,还管它干嘛呢?可是现代的病不同了,许多的病需要长期治疗,有的甚至需要终生治疗。许多病不只需要打针服药,还需饮食治疗、心理调适。这样,人们自然就需要了解这些疾病的相关知识了。

到哪里去了解?当然应该问医生。可是医生太忙,有时一个上午要看四五十位病人,每看一位病人也就那么五六分钟,哪有时间去和病人充分交谈。病人有困惑而不解,自然对医疗服务不满意,甚至对医嘱的顺从性就差,事实上便影响了疗效。

病人及其家属有了解疾病如何防治的需求,而门诊的医生爱莫能助。这个矛盾如何解决?于是提倡普及医学科学知识,报刊、杂志、广播、电视都常有些介绍,对一般群众增加些防病、治病的知识,当然甚好,但对于患了某病的病人或病人的家属而言,就显得不够了,因为他们有很多很多的问题要问。把与某一疾病相关的知识汇集成册,是一个

挂号费丛书·升级版

总序

好主意,病人或家属一册在手,犹如请来了一位家庭医生,随时可以请教。

上海科学技术文献出版社有鉴于此,新出一套"挂号费丛书"。每册之售价约为市级医院普通门诊之挂号费,故以名之。"挂号费丛书"尽选常见病、多发病,聘请相关专家编写该病的来龙去脉、诊断、治疗、护理、预防……凡病人或家属可能之疑问,悉数详尽解述。每册10余万字,包括数百条目,或以问诊方式,一问一答,十分明确;或分章节段落,一事一叙一目了然。而且作者皆是各科专家,病人或家属所需了解之事他们自然十分清楚,所以选题撰稿,必定切合需要。而出版社方面则亦在字体、版式上努力,使之更能适应各阶层、各年龄之读者需要。

所谓珠联璧合,从内容到形式,"挂号费丛书"确有独到之处。我相信病人或家属读了必能释疑解惑,健康的人读了也必有助于防病强身。故在丛书即将出版之时,缀数语于卷首,或谓之序,其实即是叙述我对此丛书之认识,供读者参考而已。不过相信诸位读后,必谓我之所言不谬。

复旦大学附属中山医院内科学教授

上海市科普作家协会理事长

杨秉辉

总序

患了消化性溃疡主要有哪些症状

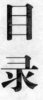

专家诊治 消化性溃疡

ZHUANJIA ZHENZHI XIAOHUAXING KUIYANG

目录

专
家
诊
治

ZHUANJIA ZHENZHI XIAOHUAYING KUIYANG

消化性溃疡

目
录

专家诊治

ZHUANJIA ZHENZHI XIAOHUAXING KUIYANG

消化性溃疡

目录

专家诊治

ZHUANJIA ZHENZHI XIAOHUAXING KUIYANG

消化性溃疡

目录

消化性溃疡病人应掌握哪些基础医学知识

专家诊治

ZHUANJIA ZHENZHI

消化性溃疡

XIAOHUAXING KUIYANG

目录

专家诊治

ZHUANJIA ZHENZHI XIAOHUAXING KUIYANG

消化性溃疡

目录

医生对消化性溃疡病人会进行哪些诊断治疗

专家诊治

ZHUANJIA ZHENZHI XIAOHUAXING KUIYANG

消化性溃疡

目录

专家诊治

ZHUANJIA ZHENZHI XIAOHUAXING KUIYANG

消化性溃疡

目录

专家诊治

ZHUANJIA ZHENZHI XIAOHUAXING KUIYANG

消化性溃疡

目录

专家诊治

ZHUANJIA ZHENZHI XIAOHUAXING KUYANG

消化性溃疡

目录

挂号费丛书·升级版总书目

患了消化性溃疡
主要有
哪些症状

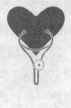

姓名 Name ＿＿＿＿＿＿ 性别 Sex ＿＿＿ 年龄 Age ＿＿＿＿

住址 Address ＿＿＿＿＿＿＿＿＿＿＿＿＿＿＿＿＿＿＿＿

电话 Tel ＿＿＿＿＿＿＿＿＿＿＿＿＿＿＿＿＿＿＿＿＿＿

住院号 Hospitalization Number ＿＿＿＿＿＿＿＿＿＿＿＿

X 线号 X-ray Number ＿＿＿＿＿＿＿＿＿＿＿＿＿＿＿

CT 或 MRI 号 CT or MRI Number ＿＿＿＿＿＿＿＿＿

药物过敏史 History of Drug Allergy ＿＿＿＿＿＿＿＿

患了消化性溃疡
主要有哪些症状

消化性溃疡发作时主要表现为中上腹疼痛,同时可伴有反酸、反胃、恶心、呕吐、唾液分泌增多、烧心、乏力、消瘦、胃纳减退等症状。腹痛是消化性溃疡的特征性表现,可为钝痛、刺痛或闷痛,疼痛程度轻重不一,一般均可忍受。也有少部分病人疼痛发作时不能忍受,需用药物方能缓解。一般食欲多保持正常,但部分病人可因食后疼痛而惧食,导致体重减轻。全身症状可有失眠、精神紧张等神经官能症的表现;或有缓脉、多汗等自主神经不平衡的表现;也有少部分人没有症状而以溃疡并发症为首发症状,如出血、穿孔、幽门梗阻,以出血最为多见。

消化性溃疡的疼痛
有哪些特点

典型的消化性溃疡疼痛具有以下特点:

① 长期性:溃疡发生后可自行愈合,但每于愈合后又可复发,故常有上腹痛长期反复发作的特点。整个病程平均为 6 ~ 7 年,有的可长达 10 ~ 20 年,甚至更长。

② 周期性:上腹痛呈反复、周期性发作,是消化性溃疡的又一特征,尤以十二指肠溃疡更为突出。中上腹疼痛发作可持续几天、几周或更长,较长时间缓解后,又可发作,如此周而复始,全年都可发作。以秋末冬初气温较冷的季节更为常见。

③ 节律性:节律性疼痛也是溃疡病的一个特征性表

现，与进食有一定的关系。十二指肠溃疡常出现在两餐之间，经进餐或服止酸药后缓解，即所谓饥饿痛；胃溃疡疼痛多出现在餐后1小时左右，经1~2小时后逐渐缓解，直至下餐进食后再复出现，即所谓饱餐痛。

④ 疼痛部位：十二指肠溃疡的疼痛多出现在中上腹部或在脐上方，或在脐上方偏右处；疼痛范围较局限，直径2~10厘米之间。胃溃疡的疼痛部位也多在中上腹，但稍偏高，或在剑突下或剑突下偏左处。疼痛范围约数厘米直径大小，不如十二指肠溃疡局限。由于空腔内脏的疼痛在体表的定位一般不十分确切，所以疼痛部位也不一定能反应溃疡所在的解剖位置。

⑤ 疼痛性质：多呈钝痛、烧灼痛或饥饿痛，一般较轻而能耐受。若持续性剧痛，表明溃疡可能已穿透或穿孔。

⑥ 影响因素：疼痛常因精神刺激、过度疲劳、饮食不慎、药物、气候变化等因素诱发或加剧。可以休息、进食、服止酸药、以手按压疼痛部位、呕吐等方法使疼痛减轻或缓解。

患消化性溃疡 一定会胃痛吗

90％消化性溃疡病人常有腹痛，腹痛部位多位于中上腹，即一般人所称的胃痛。也有一部分病人没有疼痛，仅表现为腹胀、反酸或恶心、食欲不振，少数病人还可完全没有症状，即所谓无症状性的消化性溃疡。约10％的溃疡病人发病时仅表现为呕血和（或）黑便、急性穿孔。即使病人有疼痛，也不是所有疼痛均表现为中上腹疼痛，如位于胃小弯的溃疡、贲门或胃底部的溃疡，可表现为左侧胸痛，与心绞痛相似;球后十二指肠溃疡或累及肝脏、胰腺、胆囊或胃肝网膜的穿透性溃疡往往表现为右上腹痛,易与胆绞痛相混淆;有时后壁溃疡穿透至胰腺时,可出现腰背部疼痛。这些不典型疼痛的发生与溃疡穿透和周围组织粘连、出现炎性反应有关,在临床上不易想到是溃疡发作所致的疼痛。

消化性溃疡的疼痛与胃酸有关系吗

消化性溃疡疼痛发生的机制尚不十分清楚,大部分人认为与胃酸有关。理由是食物或止酸药稀释或中和胃酸后、呕吐或抽去酸性胃液后、H_2 受体阻滞剂或质子泵抑制剂抑制胃酸分泌后均可使胃痛缓解。另外,十二指肠溃疡常有夜间痛,这与十二指肠溃疡球部病人夜间泌酸较多又无食物稀释有关。这些现象均提示消化性溃疡的疼痛与胃酸有关。推测胃酸引起疼痛的机制可能是:a. 胃酸刺激溃疡面;b. 胃酸作用于溃疡引起的化学性炎症反应,以致溃疡壁和基底部神经末梢的痛阈降低;c. 胃酸对病变区肌张力增强或痉挛,对痛觉敏感的溃疡病人可起到加重疼痛的作用。也有认为,引起溃疡疼痛的原因除胃酸外,可能还涉及胃酸以外的因素,如胃蛋白酶、胆盐、胃十二指肠的肌张力增高和痉挛等。

消化性溃疡就是"胃病"、"胃气痛"吗

"胃痛"、"胃气痛"是一般民间的叫法,是指部位在上腹部的疼痛,但引起该部位疼痛的疾病很多,如胆道、胰腺、

胃的各种病变等。消化性溃疡的主要临床症状也是疼痛，部位也在上腹，很容易认为"胃痛"或"胃气痛"就是消化性溃疡，其实不对。对该部位的疼痛应认真检查，明确诊断，才能得到正确治疗。

患消化性溃疡一定会反酸吗

反酸是消化性溃疡的临床表现之一，但不是所有消化性溃疡的病人均有反酸症状。反酸的发生是胃内酸性液体向上返流通过食管，到达口咽部，而产生反酸症状。其实正常人也可有胃酸返流现象发生，但是正常人的食管具有从上而下推进性蠕动，从而将返流物重新送回至胃内。另外胃与食管之间有一道起瓣膜作用的食管下括约肌存在，阻止了过多的胃酸向上返流，这也是人倒立时胃内容物不会向口腔流出的原因。当食管下括约肌及食管顺向蠕动功能发生障碍或胃酸过多时，即有可能出现反酸症状。但即使胃酸异常增多，若食管下括约肌及食管蠕动功能正常，也可不出现反酸，这就是只有部分消化性溃疡病人出现反酸症状的原因。胃溃疡病人往往不伴有胃酸增多，甚至可以呈胃酸减少，十二指肠溃疡胃酸分泌往往增多。从理论上讲，胃溃疡反酸机会少，十二指肠溃疡反酸较多，但目前对该症状尚无明确的统计。另外，有些上消化道疾病也可发生反酸。表明反酸不一定就是消化性溃疡。

消化性溃疡愈合后为何
仍会有胃痛

有些消化性溃疡病人溃疡愈合后，仍有胃痛存在，原因是什么呢？首先应弄清楚是否为其他原因引起的疼痛，应做 B 超、心电图、消化系其他检查，如腹部 CT 等，明确是否为胃十二指肠以外的器官病变所致疼痛。如确无其他原因，可能是溃疡愈合后，还遗留胃、十二指肠活动性炎症、胆汁返流或胃运动功能障碍，也有可能是心理障碍。待明确诊断后，再予对症治疗。

消化性溃疡病愈合后会复发吗

近 20 年来，由于内镜诊断技术的发展，消化性溃疡病的复发有了更可靠的诊断标准。虽然许多强有力的抗消化性溃疡药物的不断问世，缩短了胃和十二指肠溃疡愈合的时间，但复发问题并没有解决。许多研究表明，一年的十二指肠溃疡复发率为 50%~80%，平均为 70%；胃溃疡的年复发率与十二指肠溃疡大致相同。自从"幽门螺旋杆菌为消化性溃疡的主要致病因素"这一理论提出后，科学家们发现十二指肠溃疡复发与幽门螺旋杆菌是否根除有很大关系：未根除幽门螺旋杆菌的年复发率为 80%，根除后降至 4%。因此，不少学者认为消化性溃疡是能够根治的，从目前的临床观察确也如此。导致溃疡复发的主要因素是：a. 幽门螺旋杆菌感染。b. 使用对胃黏膜有损伤的药物，如非类固醇消炎药、激素等。c. 吸烟。d. 饮食。必需脂肪酸的缺乏易导致胃黏膜屏障的减弱，如长期食用精制面粉、低纤维素的人溃疡复发率高。e. 精神因素和应激。长期精神紧张、焦虑、全身患有其他严重疾病而处于应激状态的人更易使消化性溃疡复发。

患了消化性溃疡会
有哪些体征

无并发症的消化性溃疡病人往往缺乏体征。单纯的活动性消化性溃疡唯一的阳性体征为上腹部压痛。压痛部位多在腹中线,脐与剑突连线中间。十二指肠溃疡多为中线偏右,胃溃疡多为中线偏左,压痛范围只有2~3个手指端大小,较为局限,程度较轻,一般均能忍受。在穿透性溃疡周围有较多炎性反应时,压痛范围可能较大,甚至出现腹肌紧张,并且可在上腹部触到有压痛的包块。急性溃疡穿孔可出现急性腹膜炎的体征,如腹肌僵硬、板状腹,伴全腹反跳痛。十二指肠或幽门管溃疡引起的胃出口梗阻时,可出现由扩张的胃内液体和气体产生的"振水声"。溃疡急性出血时,可出现心跳加速,低血压。急、慢性失血会引起贫血,皮肤和黏膜苍白。

患了消化性溃疡不治疗
也会自愈吗

消化性溃疡具有自限性,即不治疗也能愈合,但愈合时间往往较长,至少3个月以上。临床上有些病人并不知道自己有消化性溃疡,因其他疾病做胃镜检查时发现有已经愈合的溃疡存在。然而,溃疡活动如不及时治疗,易出现并发症,最常见为出血。也有部分病人溃疡不治疗,反复发作,致使胃、十二指肠黏膜反复纤维化而形成畸形。如病灶位于幽门或十二指肠球部,可出现幽门不完全性梗阻,影响病人进食,这种畸形往往是不可逆的,需手术治疗。

目前普遍认为,有活动性溃疡就应治疗,这样可避免发生并发症。

什么是消化性溃疡的节律性疼痛

溃疡疼痛与饮食之间的关系具有明显的相关性,即所说的节律性。在一天中凌晨 3 时至早餐的一段时间,胃酸分泌最低,故在这时间内很少发生疼痛。十二指肠溃疡的疼痛常在两餐之间发生,持续不减,直至下餐进食或服止酸药后缓解。一部分十二指肠溃疡病人由于夜间胃酸较高,尤其在睡前曾进食者,可发生半夜疼痛。胃溃疡疼痛的发生较不规则,常在餐后 1 小时发生,经 1~2 小时后逐渐缓解,直至下餐进食后,再重复出现上述节律。消化性溃疡疼痛之所以呈节律性的原因可能与胃酸分泌有关。进食 1 小时后,胃酸分泌增高,胃酸刺激溃疡引起疼痛。食物对酸具有缓冲作用,可使胃液酸度降低,pH 值升高,所以进食或口服止酸药能使疼痛症状暂时缓解。人在午夜的胃酸分泌量常常处于 24 小时胃酸分泌周期的高峰,到凌晨时,胃酸分泌量下降,病人常在半夜被痛醒。溃疡痛的节律性可简单总结为:a. 胃溃疡:进食疼痛(饱餐痛);b. 十二指肠溃疡:进食疼痛缓解(饥饿痛)。节律性疼痛改变或消失时,应警惕溃疡并发症的发生。

何谓消化性溃疡的周期性疼痛

所谓消化性溃疡疼痛的周期性是指疼痛持续数日、数周或数月后,继以数月至数年的缓解,而后又复发。一年四季均可复发,以秋末冬初气温较冷的季节更为常见。随着发作次数的增多,溃疡疼痛的发作频度、严重程度、持续时间都有所增加。然而也有一些病人,复发逐渐减少,严重程度逐渐减轻,最后溃疡完全愈合。消化性溃疡容易复发,整个病程较长,不少病人有数年,甚至10年以上的病史。

消化性溃疡病人一定会有恶心、呕吐吗

恶心、呕吐在临床上极为常见,属非特异性症状。所有可以引起胃电节律异常致使胃逆蠕动的病变,均可导致恶心、呕吐,如胃肠道疾病,肝病,肾病,颅内病变,糖尿病,水、电解质平衡失调或自主神经功能紊乱等。此外,药物引起的恶心、呕吐临床上也很常见。消化性溃疡病人也可伴有恶心、呕吐,但不是每个病人均有该症状。当消化性溃疡合并幽门梗阻时会频繁恶心、呕吐,并吐宿食。当消化性溃疡病人没有原因的反复呕吐,应高度怀疑有幽门梗阻的可能。

消化性溃疡病人会有食欲不振吗

食欲不振是指失去正常的进食欲望,致使进食量明显减少,常伴有体重减轻,严重者可引起营养不良,甚至恶病质。食欲不振不仅仅出现于消化系统疾病,更常见于其他全身性疾病。食欲不振这一症状本身不具有特异性诊断价值。消化性溃疡病人食欲一般多保持正常,无明显食欲不振。但少数病人可有食欲不振,特别是胃溃疡病人进食后

会引起腹痛,以致病人惧怕进食,不思进食,体重下降。当一些原先食欲良好的消化性溃疡病人突然出现食欲不振,应警惕有溃疡活动或恶变可能。

什么是无症状的消化性溃疡

指无明显临床症状的消化性溃疡病人,因其他疾病做胃镜或 X 线钡餐检查时偶然被发现。也有当发生出血或穿孔等并发症时,甚至于尸体解剖时始被发现。这类消化性溃疡可见于任何年龄,以老年人尤为多见。另外还多见于非类固醇消炎类药物所致的溃疡者,以及药物作维持治疗预防溃疡复发者。溃疡愈合后复发的病人有时也表现为无症状性溃疡。据文献报道,消化性溃疡病人中有10％无明显症状。

患了消化性溃疡病人
一定会消瘦吗

① 十二指肠溃疡病人,食欲通常良好,而且往往由于需多次进食以缓解疼痛,故有些十二指肠溃疡病人非但不消瘦,反而体重增加。但是发生慢性幽门不完全性梗阻时,病人不敢多食,体重可以减轻。

② 胃溃疡病人有时体重减轻,出现消瘦,这是因胃溃疡病人进食可使胃部扩张,从而产生疼痛。如果不进食,不会出现疼痛,因此胃溃疡病人为了减少疼痛的发生,宁可不吃或少吃。由于这个缘故,长期热量摄入不足而导致体重下降。体重减轻有时相当显著,如果在 40 岁以后的病人,医生可能疑有胃癌存在。消化性溃疡病人是否

有消瘦，视不同情况而定，不是一定会消瘦。

何谓胃黏膜脱垂症

由于胃黏膜异常松弛，逆行突入食管或向前通过幽门管脱入十二指肠球部所致，临床上以后者多见。该病多见于 30～60 岁男性，轻症病人可无症状，或仅有腹胀、嗳气等非特异性症状。部分胃黏膜脱入幽门而不能立即复位者，可有中上腹隐痛、烧灼感，甚至绞痛，常伴有恶心、呕吐。症状出现与体位有关，右侧卧位时容易发生，向左侧卧位时较少，甚至不发生。服用碱性药物有时可缓解，但其效果比消化性溃疡效果差。上腹部压痛是该病唯一的阳性体征，当脱垂的胃黏膜阻塞幽门管而发生嵌顿或狭窄时，上腹部可扪及柔软而有压痛的肿块，并出现幽门梗阻症状，有时伴有出血。伴有出血时，粪便隐血为阳性。胃镜检查时可发现胃黏膜正常或充血、水肿，有时可见出血点、糜烂和浅表性溃疡。当黏膜松弛时，脱垂的胃窦部黏膜可自幽门以下回复至胃腔。胃肠钡餐 X 线检查能明确诊断该症。病人取侧位及右侧卧位时，可见随变位的十二指肠球底部中心充盈缺损；典型病例可见幽门管增宽，十二指肠底部呈"蕈状"或"降落伞状"变形，胃囊有内容物滞留征象。临床上常与消化性溃疡混淆，需作 X 线钡餐检查或胃镜检查鉴别之。

老年人患消化性溃疡有哪些临床特点

老年消化性溃疡的临床特点主要表现为症状不典型，

常缺乏典型的上腹痛,常以食欲不振、体重减轻、恶心呕吐等症状为主,甚至以溃疡病的合并症如出血、穿孔等为首发症状。这与老年人感觉及反应迟钝,或服用阿司匹林等药物有关。另外,高位溃疡多见,高位溃疡如果靠近贲门部,可出现吞咽困难、胸痛等,需与食管疾病或冠心病鉴别。巨大溃疡和顽固性溃疡也较中青年为多,常常症状不典型、时间长、疗效不佳、并发症多,常可与胃的恶性肿瘤混淆。老年人消化性溃疡的出血、穿孔的发生率高,尽管目前医疗监护技术提高,但出血、穿孔的病死率仍居高不下,这与老年人常合并心脑肾等脏器疾病有关。另外,与临床表现不典型、容易延误诊断有关。因此,早期诊断、及时治疗尤为重要。对胃溃疡是否会发生癌变尚有争议,但无论一次胃镜结果尚未提示恶性溃疡,或抗溃疡药物的治疗症状有所好转,仍应以胃镜随访,直至溃疡消失或多次胃镜检查并活检证实无恶变才放心。

儿童患消化性溃疡在 临床上有哪些表现

小儿的消化性溃疡病的临床表现随年龄不同而有很大的差异,婴幼儿病人的临床表现变异更大,6岁以后逐渐与成人相似。新生儿常起病急,有明确的基础病变或用药史,以呕血、黑便、穿孔等症状最常见。胃穿孔常为溃疡病的首发表现,穿孔的体征常不明显,可以表现为持续进行性腹部膨隆、伴有呕吐和呼吸困难、发热等全身中毒症状,常很严重。直立位或侧卧位腹部平片检查时,可发现游离气体,以帮助诊断。婴儿期常表现为恶心、呕吐、纳差,体重增长缓慢,在该组年龄中,继发于其他疾病、创伤和手术的应激性溃疡也不少见。幼儿期常有腹部不适、腹痛常位于上腹部或脐周,疼痛部位不固定,而且无规律性,其中40％有明显的夜间腹部疼痛,但儿童常不能准确地描述疼痛的部位和性质,出血、穿孔和幽门梗阻均可能发生。6岁以后症状逐渐与成人相似,上腹疼痛、夜间痛、进食后可以缓解,往往在几小时后复发。如疼痛加重并放射至背部,提示有穿透至胰腺的可能,出血并引起贫血的情况也不少见。

何谓特殊类型消化性溃疡

　　消化性溃疡常见的发病部位主要在胃和十二指肠球部,并且大多是单个的,占了消化性溃疡的绝大多数。分别称为"胃溃疡"或"十二指肠球部溃疡"。但临床上,除了上述部位的溃疡外,消化性溃疡还可以发生在消化道的其他部位,如发生于食管的"巴瑞特溃疡"、发生于回肠末端的"麦克氏憩室溃疡"、发生于胃肠吻合术后的"吻合口溃疡"、发生于十二指肠球部后的"球后十二指肠溃疡";发生于胃内特殊部位的溃疡,如"幽门管溃疡",因其临床表现特殊,也将其划入特殊类型的消化性溃疡。又根据特殊年龄段发生的溃疡。将儿童及老年人消化性溃疡也列入特殊类型的溃疡。此外,根据消化性溃疡的数目、大小及形状的特殊,可分为"胃和十二指肠复合溃疡"、"多发性溃疡"、"对口溃疡"、"巨大溃疡"及"线状溃疡"等类型。这些特殊溃疡的临床表现、诊断、治疗方面与一般的胃溃疡、十二指肠球部溃疡有所不同,有各自的特殊性,所以把这些溃疡称之为特殊类型的消化性溃疡。

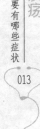

什么是复合性溃疡

　　复合性溃疡是指胃及十二指肠同时存在溃疡。复合性溃疡多见于男性,国外文献报道约占全部消化性溃疡的7%,国内报道占消化性溃疡的5.8%~11.8%。近年来随内镜的普及,发病率有增高趋势。年龄分布和胃溃疡相似。复合性溃疡常先有十二指肠溃疡,后有胃溃疡,因此有学者认为:先有十二指肠溃疡,导致幽门功能紊乱,使胃扩张,刺激胃窦部分泌胃泌素,引起高酸分泌,从而形成继发性胃溃疡。然而尚有5%~8%的病人胃溃疡先于十二指肠溃疡,其演变机制尚不清楚。复合性溃疡的临床症状与一般溃疡病相似,但病人往往病史较长,容易合并出血,多数出血来自胃溃疡;幽门狭窄的发生率较单独胃溃疡和十二指肠溃疡高。复合性溃疡药物治疗的疗程相对要长,容易复发。一般认为复合性溃疡多为良性,但仍存在个别复合性溃疡中的胃溃疡发生癌变,尤其对高龄病人不能放松警惕,但总的癌发生率较单独的胃溃疡低。

何谓多发性溃疡

　　消化性溃疡一般以单个溃疡多见,但少数病人在一个部位有多个溃疡发生,称之为多发性溃疡。胃及十二指肠都可以发生多发性溃疡。多发性溃疡可以活动期、愈合期或瘢痕期并存,临床症状与一般溃疡相似,很容易漏诊。在做胃镜或X线钡餐检查时,应仔细检查每一个部位,不能满足于已发现的一个溃疡。多发性胃溃疡最常见于使用一些诱发溃疡的药物所致,如阿司匹林和其他消炎止痛药。过去认为多发性胃溃疡一般是良性的,近年来也有良性溃疡合并恶性溃疡和多发恶性溃疡的报道,应仔细检查,以免漏诊。十二指肠球部多发性溃疡容易引起十二指肠球部变形,而高度变形常常可以发生狭窄,从而引起梗阻。多发性溃疡在治疗上与一般的消化性溃疡相同。

什么是对口溃疡

对口溃疡是指同时发生于胃的前后壁相对位置上的溃疡,好发于胃角部、胃窦部及胃小弯。当胃空虚时,两个溃疡之间可互相贴近形成对吻状,所以又称为对吻性溃疡或对称性溃疡。十二指肠球部也可在小弯侧与大弯侧发生对口溃疡,已形成瘢痕的溃疡之间隆起的皱襞常常可以引起十二指肠变形。它的临床表现和治疗与一般溃疡相同。

幽门管溃疡有哪些特点

幽门管位于胃的末端,在胃与十二指肠交界处的近侧2厘米范围内。在这个范围内的溃疡称为幽门管溃疡。在组织学上,幽门管溃疡近端的边缘是胃黏膜,远端是十二指肠黏膜,溃疡处活检黏膜的显微镜检查是确定幽门管溃疡确切位置的可靠方法。幽门管溃疡男性居多,它的特点是缺乏典型溃疡的周期性和节律性疼痛,餐后常立即出现上腹痛。由于高酸分泌,口服抗酸药可使一部分病人疼痛缓解,但效果不如十二指肠溃疡病人明显。虽然幽门管溃疡一般较小较浅,但活动期容易引起幽门水肿、痉挛,同瘢痕期易造成狭窄一样,病人容易因幽门梗阻而出现腹胀、呕吐。另外,合并出血的机会也较多。内科治疗效果虽然不如胃溃疡和十二指肠溃疡，但大多数幽门管溃疡经过正规的内科治疗可以取得满意的效果，但疗程需稍延长。幽门管溃疡很少是恶性溃疡。

何谓球后溃疡

十二指肠的长度为 25~30 厘米，它由 4 部分组成：第一段是十二指肠球部，开始于胃的幽门，长为 4~5 厘米，向右和向后延伸；第二段是十二指肠降部，长为 7~8 厘米，向下行；第三段是水平部，长约 10 厘米，向左跨过脊柱；第四段是上升部分，长为 4~5 厘米，向上和向左行走，与空肠连接。十二指肠第一段球部以后的消化性溃疡称球后十二指肠溃疡，简称球后溃疡，发病率占十二指肠溃疡的 3%~5%。可以与十二指肠球部溃疡同时存在，常见于第二段的后内侧壁，所以常形成慢性穿孔的并发症。球后溃疡好发于青壮年，腹痛表现可能与进食没有关系，而且腹痛可持续并且伴有放射痛。并发症比较多，常见有出血、梗阻以及穿孔。出血的发生率是一般球部溃疡的 2~4 倍，而且出血量大。由于该部位胃镜下止血比较困难，往往不容易控制。球后溃疡可以穿透进入胰腺，可形成粘连肿块，出现类似急性胰腺炎的症状，严重的炎症反应可使胆总管周围形成瘢痕，导致阻塞性黄疸。如果狭窄成环形，可使十二指肠梗阻。球后溃疡容易漏诊，X 线钡餐不易发现该部位溃疡，故漏诊率较高；胃镜如只观察十二指肠球部，不继续插入十二指肠降部也不容易发现球后溃疡。对于临床症状明显或不典型时，而胃、十二指肠球部又未能发现病变者，应常规把胃镜插入十二指肠降部观察，或钡餐时对球后仔细观察，以尽可能地不遗漏球后溃疡。球后溃疡的治疗同一般的消化性溃疡,但是药物治疗效果欠佳,愈合较慢,故主张药物治疗的疗程适当延长。如有并发出血且量大,或有穿孔及瘢痕性梗阻,应及时外科手术治疗。

〜 何谓穿透性溃疡 〜

穿透性溃疡是指胃或十二指肠溃疡破溃胃壁或十二指肠壁全层,并与周围组织脏器粘连,实际上是一种局限性穿孔。穿透性溃疡的上腹痛症状往往无节律性,疼痛较持续,而且程度较重,不容易缓解。胃的穿透性溃疡可以同腹腔的网膜、横结肠以及腹壁等粘连,疼痛部位偏左;十二指肠穿透性溃疡若与肝胆粘连,疼痛的部位偏右,有时右肩胛下会有放射痛;球后溃疡常呈慢性穿透,可与胰腺发生粘连,痛可放射到后背部第6~10胸椎之间,甚至侵及胆总管引起梗阻性黄疸。体检时,局部可有压痛及肌紧张。X线有助于穿透性溃疡的诊断。穿透性胃溃疡除了有胃溃疡一般的X线表现外,其龛影深大,形如囊袋,龛影内常有液体和气体的潴留。十二指肠溃疡向邻近脏器如胰腺、肝脏、胆道穿透时,可形成局限性炎症或十二指肠胆道瘘,水溶性的造影剂检查有助于诊断。如果内科治疗不能促使愈合,应采取外科手术治疗。

〜 什么是吻合口溃疡 〜

吻合口溃疡是指胃十二指肠吻合术或胃空肠吻合术后,吻合口及其附近发生的溃疡。多发生于手术后2~3年。胃大部切除后吻合口溃疡的平均发生率为5%,它的发生率与胃大部切除的方式有关,单纯胃肠吻合术后的发生率最高;胃大部切除术后的发生率较低,可能因为胃大部切除术后胃酸的分泌较少的缘故,其中毕氏 I 式术后的发生率比毕氏 II 式术后发生率为高;迷走神经切断加胃窦切除术后的发生率最低。吻合口溃疡可以发生在吻合口的胃侧、吻合口缝线处,大多数发生在吻合口的肠侧,大部分是与酸相关的溃疡,可能与吻合口处的小肠黏膜屏障功能差、不能耐受胃酸的侵蚀以及与吻合口处的血液供应比较差有关。内镜偶尔可以发现吻合口溃疡,由于没有吸收的缝线引起,可以在胃镜下去除之。病人如果在胃肠手术后数月或数年后出现上腹疼痛复发,或没有其他消化症状而出现黑便或严重贫血等症状时,应怀疑有吻合口溃疡。偶尔也可以发生穿孔,或胃空肠吻合术后空肠溃疡穿透至结肠引起胃空肠结肠瘘,引起腹泻、吸收不良和消瘦。吻合口溃疡以内科治疗为主,可用抑酸药,如 H_2 受体拮抗剂西咪替丁(泰胃美)、雷尼替丁、法莫替丁,或质子泵抑制剂奥美拉唑(洛赛克)等,但时间要长,药物剂量要充分。如果失败或者有穿孔等并发症,应选择手术治疗。

何谓巨大溃疡

　　绝大多数胃溃疡的直径小于或等于 2.5 厘米,其中有一半的胃溃疡小于 1 厘米。胃溃疡大于等于 3 厘米,称为胃巨大溃疡。十二指肠溃疡一般比胃溃疡小,大约 80% 的溃疡直径在 0.5~0.7 厘米以内,另有 5% 的溃疡直径在 1.1~1.5 厘米。如果十二指肠溃疡直径大于等于 2 厘米,称为十二指肠巨大溃疡。溃疡巨大的原因尚不清楚。胃巨大溃疡发病率以老年居多,初期大多有典型的节律性疼痛,但以后疼痛常不典型,而且往往不能被抗酸药物所缓解,可以出现呕吐和体重减轻，并可出现致命性的大出血。病程长的病人，有时医生在其腹部还可以触及纤维组织形成的硬块。病程较短、且没有并发症的病人，治疗同一般溃疡病，大多能较快愈合；病程长的有时需外科手术治疗。巨大胃溃疡应该注意胃镜下活检，尤其是正规治疗后最好胃镜复查，以便排除恶性溃疡。十二指肠巨大溃疡常常发生于后壁，这种溃疡由于病程往往比较长，可向深部浸润，其疼痛往往剧烈而顽固，也可侵及胰腺，或发生出血、穿孔或十二指肠梗阻等并发症。治疗一般以内科药物治疗为主。如果有出血，可先进行内镜下止血。如果并发症严重，可进行手术治疗。

什么是线状溃疡

　　线状溃疡的形状类似线条状。胃的线状溃疡常常与胃的纵轴垂直，长度大于 3 厘米；十二指肠线状溃疡指溃疡长度超过肠管全周。线状溃疡的发生率为 5.5%～6.7%，其形成的原因尚无统一结论。线状溃疡被列入特殊类型的消化性溃疡，有什么临床特点呢？线状溃疡包括胃线状溃疡，一般均为良性溃疡的表现形式。胃的线状溃疡常引起胃小弯明显缩短，造成胃排空时间延长。有的学者将长度不到 3 厘米，或与胃的纵轴平行或斜行的线条状溃疡均称为线状溃疡。十二指肠线状溃疡 X 线不易发现，常需靠内镜检查诊断。十二指肠线状溃疡较胃的线状溃疡多见，而短的条状溃疡多为溃疡愈合过程的表现，不称为线状溃疡。十二指肠球部线状溃疡可以导致十二指肠球部畸形。线状溃疡在临床上较难治愈，应适当延长疗程。

何谓难治性溃疡

消化性溃疡即使不用任何药物,也有20%~50%的愈合率。从抑酸药物 H_2 受体拮抗剂以及质子泵抑制剂应用到临床以来,溃疡病的疗效显著提高,但仍然约有5%的病人不能完全愈合,即使给予2个疗程也无效,所以一般将经过 H_2 受体拮抗剂正规治疗8周不愈合的十二指肠溃疡和12周不愈合的胃溃疡称为难治性溃疡。合并幽门螺旋杆菌的感染是难治性溃疡的一个重要因素,其他因素有:a.治疗是否充分。有的病人觉得症状缓解了自行停药,有的医生没有按照正规剂量和疗程给药,还有治疗的药物可能失效过期或有质量问题。b.病人治疗期间同时有不良生活习惯或诱因存在,如吸烟、酗酒、阿司匹林以及其他消炎止痛药的服用,有精神应激等,或患有某些慢性疾病服用某些药物影响抗溃疡药物的治疗效果。c.合并穿透性溃疡,或将胃、十二指肠恶性肿瘤及胃酸高分泌的胃泌素瘤误诊为消化性溃疡。治疗方面对幽门螺旋杆菌阳性者可使用质子泵抑制剂加2个抗生素三联治疗。在抗幽门螺旋杆菌治疗结束后4周,再作1次幽门螺旋杆菌是否根除的评价。如幽门螺旋杆菌阴性的难治性溃疡,应去除有关影响因素,采取系统的合理治疗,增加药量,延长用药时间,大部分难治性溃疡可以愈合。

食管也会发生消化性溃疡吗

食管也会发生消化性溃疡。食管消化性溃疡多发生于胃食管返流,使胃酸和胃蛋白酶作用于食管黏膜而引起溃疡。食管消化性溃疡发病机制可能是由于各种原因引起的食管抗返流功能降低，食管对酸廓清能力降低和食管组织的抵抗力降低，导致胃酸和胃蛋白酶损伤食管内膜而发生溃疡。另外，胃十二指肠功能失常引起十二指肠液、胆汁和胰液的返流即所谓碱性返流，也可引起食管溃疡的发生。食管溃疡的主要症状为胸骨后疼痛和高位上腹部疼痛，常发生于进食或饮水时，可以引起肩部疼痛、咳嗽、哮喘等。常见并发症为上消化道出血、食管狭窄而引起的梗阻；也可发生穿孔。另外，溃疡还可发生食管的柱状上皮化生，形成巴瑞特食管溃疡，该溃疡在活检时如发现不典型增生，特别是重度不典型增生，应视为癌前病变，有进行手术指征。胃镜是最可靠的诊断手段。食管消化性溃疡应与食管癌、食管结核、食管克隆病等鉴别。治疗上以改变不良生活习惯以及配合药物治疗为主，如避免饱食、酸辣食品摄入，忌烟忌酒，减少引起腹压增高的因素，如治疗慢性咳嗽、慢性便秘等。睡眠时抬高头侧床脚约 15 厘米，以使胸部抬高，从而减少返流。抑酸药可选用 H_2 受体拮抗剂和质子泵抑制剂，必要时联合应用促动力药，如多潘立酮（吗丁啉）、莫沙比利，胃黏膜保护剂硫糖铝也可与促动力药联合使用。

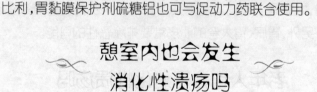

憩室内也会发生
消化性溃疡吗

　　憩室是指不同原因所造成的消化道管壁局限性囊状或袋状膨出，消化道的任何一个部位都可以发生憩室。1809年，麦克首先描写了位于回肠末端，距离回盲瓣 80~85 厘米的一种特殊的憩室，这种憩室内可有异位的胃黏膜，可分泌胃酸，常发生消化性溃疡。这种憩室称为麦克憩室。其消化性溃疡常位于与憩室相连的回肠黏膜，因为胃酸在此不能被中和的缘故。根据国外的报道，麦克憩室的发病率大约为2%，多见于儿童，成人少见，病人常常没有症状。如憩室发生炎症或溃疡可有腹痛、腹部不适等，消化道出血是最常见的并发症，还可以有穿孔。放射性核素检查比X线检查阳性率更高。无症状的麦克憩室无需治疗；有症状的尤其是有出血等并发症的麦克憩室溃疡，外科手术切除是最有效的方法。

胃底、胃大弯也会发生消化性溃疡吗

胃溃疡多发生于胃角及胃窦部，临床上胃底、胃大弯溃疡虽然不常见，但随着年龄的增加，胃体黏膜与胃窦黏膜的交界处向上移行，老年人胃底、胃大弯溃疡的发病率上升。此外，立位时胃大弯位于胃的最低处，口服药物容易在此停留，刺激胃黏膜而引起溃疡。胃底、胃大弯也可以发生消化性溃疡。胃底溃疡X线钡餐常较难诊断，因其位置高，难以压迫，尤其是小溃疡。常需采用翻转技术的胃镜检查来诊断。另外，胃底、胃大弯的溃疡常要排除恶性的可能。

老年人也会患消化性溃疡吗

随着社会的发展，人口老龄化越趋明显。虽然消化性溃疡总的发病率近年来有所下降，但老年人消化性溃疡的发病率仍在上升。可能随着年龄的增长，老年人胃黏膜的细胞保护作用减退，再加暴露于致溃疡因素的概率也增大，如幽门螺旋杆菌的感染、骨关节肌肉等疾病对非类固醇消炎药物的应用等；老年人医疗保健的加强，消化道内镜检查的广泛应用,使更多的病人被发现;随着人均寿命延长,老年人口的比例增多,使患溃疡病的绝对人数增加。国内一份研究资料显示,在 18 870 例消化性溃疡中,60 岁以上占 14.9%。表明消化性溃疡也是老年人的常见疾病。

儿童不容易患消化性溃疡吗

消化性溃疡是成年人的常见病,过去认为该病在儿童不多见。很少对儿童进行内镜检查,而且儿童消化性溃疡缺乏典型的症状,容易误诊。近年来,随着人们的逐步重视和胃镜技术的发展、提高和应用,大量资料表明儿童消化性溃疡不少见,检出率有所上升。消化性溃疡可以发生在任何年龄的婴儿和儿童,许多成年人的消化性溃疡始于儿童期。目前,还缺乏儿童消化性溃疡确切的发病率,约为 5/10 000。由于各家医院报道不一,差异也比较大。有资料显示,随机抽取 5 家医院共 603 名反复性腹痛小儿的胃镜检查,消化性溃疡占 20.7%,十二指肠溃疡多见,男性儿童高于女性儿童,学龄期儿童发病率较高。由此可见,儿童不容易患消化性溃疡的观念也需转变。

儿童消化性溃疡与幽门螺旋杆菌感染有关吗

幽门螺旋杆菌与胃、十二指肠溃疡的发生密切相关,是溃疡病致病的重要病因之一。幽门螺旋杆菌感染大多是儿童期获得,其传播途径是粪→口传播和口→口传播。母亲咀嚼后将食物喂给孩子可能是一种传播方式。中国人习惯用筷子,有人发现使用筷子而且不分餐的人群中,幽门螺旋杆菌感染率较高。北京医科大学一项调查发现,在无症状的 10~14 岁儿童中,幽门螺旋杆菌的检出率为 52.5%,10 岁以下儿童幽门螺旋杆菌的检出率为 25%,可见幽门螺旋杆菌的感染率随年龄的增长而增高。幽门螺旋杆菌感染与儿童消化性溃疡的相关性的报道结果不一。通常认为,幽门螺旋杆菌感染与消化性溃疡的发生有关,在儿童中也应如此,特别是十二指肠溃疡,成人只有 6% 的十二指肠溃疡不合并幽门螺旋杆菌感染,儿童中有 12% 的十二指肠溃疡不合并幽门螺旋杆菌感染,表明大都与幽门螺旋杆菌感染有关。

儿童消化性溃疡会有怎样的预后

儿童消化性溃疡的预后与年龄、病情轻重有很大关系,年龄越小预后越差,手术的危险性、并发症及病死率也比成年人高。婴儿多为急性溃疡,尤其以新生儿期最为危险,常合并出血或穿孔。小儿由于有较大的修复能力,很多病例经内科疗法 3~4 周,溃疡就能闭合,症状也很快消失,但也容易复发。仅有少数病儿因反复溃疡可导致局部瘢痕性狭窄,引起幽门梗阻,需要手术治疗。

萎缩性胃炎病人也会患消化性溃疡吗

萎缩性胃炎是慢性胃炎的继发性改变,主要表现为胃黏膜固有腺体减少。慢性萎缩性胃炎可分胃体萎缩性胃炎和胃窦萎缩性胃炎。胃体萎缩性胃炎与自身免疫性疾病有关。胃酸主要是在胃体分泌的,所以胃体萎缩性胃炎病人的胃酸极少,很少发生溃疡,但可发展为恶性贫血,在我国发病率很低;而胃窦萎缩性胃炎在我国普通人群中发病率很高,胃窦黏膜发生萎缩,胃体黏膜无明显改变,发病常与幽门螺旋杆菌感染有关,并且胃窦炎的分级与消化性溃疡的危险性呈正相关。消化性溃疡的病因也与幽门螺旋杆菌的感染关系十分密切。在胃窦萎缩性胃炎中,胃酸的分泌常在正常范围或超过正常,并存在高胃泌素状态,加上幽门螺旋杆菌的致病性,使发生溃疡的危险性大大增高。可以说,萎缩性胃炎中的胃窦萎缩性胃炎病人也会患有消化性溃疡。

消化性溃疡病人会有 胃黏膜的肠腺化生吗

　　胃黏膜的肠腺化生是指胃黏膜上皮被肠型上皮所替代,简称肠化生。轻者胃黏膜只有少数肠上皮细胞存在,重者可见到肠绒毛形成。肠化生可见于慢性浅表性胃炎和慢性萎缩性胃炎,绝大多数见于后者。实际上肠化生也是慢性炎症刺激的继发反应。消化性溃疡合并慢性胃炎者非常多,因此消化性溃疡病人可有胃黏膜的肠腺化生。经过特殊的染色和组织学观察,肠化生一般可分为完全性小肠型化生、不完全性小肠型化生、完全性结肠型化生、不完全性结肠型化生。肠化生虽然被一些人看作是一种癌前期损害,但它并非是不可逆的。即使有严重的肠化生,也并非需要采取手术治疗。目前认为,只有不完全性结肠型化生伴有重度不典型增生时,应密切随访,必要时可考虑手术治疗。

消化性溃疡与慢性胃炎有哪些因果关系

　　我国慢性胃炎的病人多为慢性胃窦炎。普通人群中，慢性胃炎已十分多见，而消化性溃疡病人中合并慢性胃炎更为常见。有关溃疡病病人与非溃疡病病人的对照研究表明，慢性胃炎与消化性溃疡之间存在极强的相关性，而且胃窦炎的分级与消化性溃疡的危险性呈正相关。现已证实，幽门螺旋杆菌感染是胃炎和消化性溃疡的常见病因。幽门螺旋杆菌具有多种毒力的致病因子以及感染后人体对它的免疫反应，使幽门螺旋杆菌能够引起胃及十二指肠黏膜的完整性破坏，增加了溃疡病的危险性。可以说，慢性胃炎作为消化性溃疡的危险因素，慢性胃炎与消化性溃疡有一定的因果关系。

消化性溃疡与胃黏膜脱垂有关系吗

　　胃黏膜脱垂是由于异常松弛的胃黏膜逆行突入食管或向前通过幽门管进入十二指肠球部所致，临床上以后者为多。该病的发生与胃窦部炎症有关。胃窦部炎症时，黏膜下结缔组织较松。当胃蠕动增强时，黏膜很容易被逆行突入食管或送入幽门，形成胃黏膜脱垂。胃黏膜脱垂与消化性溃疡是两种疾病，两者并不相关。胃黏膜脱垂轻者无症状或仅有腹胀、嗳气，但如一部分胃黏膜脱入幽门又不能立即复位者，会有中上腹疼痛、烧灼痛或绞痛，并且向后背放射，常常伴有恶心呕吐，这时往往与消化性溃疡相混淆。胃黏膜脱垂时腹痛容易在进餐或右侧卧位时发生,无典型消化性溃疡的周期性和节律性疼痛。胃镜或X线钡餐可肯定诊断。

患了消化性溃疡会
发生癌变吗

消化性溃疡是否会癌变,目前仍然有争论。十二指肠溃疡无癌变报道,胃溃疡是否会癌变有不同的看法。一些学者认为,所谓胃溃疡癌变,只是癌合并慢性胃溃疡,或是早期胃黏膜癌的基础上继发了溃疡,由于演变过程缓慢,以致误认为溃疡癌变。大多数学者认为,胃溃疡可以癌变。癌变的部位多为胃窦小弯侧,次为胃体小弯侧,与胃溃疡的好发部位相似。在大多数情况下,胃溃疡癌变是在慢性刺激下病理性上皮再生的结果,由边缘的上皮细胞反复地破坏和黏膜再生、化生、不典型增生乃至最后癌变。有人认为,胃黏膜癌变开始(胃癌前期疾病或病损)直到胃癌发生,一般需要10~25年,胃黏膜保护机制受到损害、黏膜屏障破坏至溃疡形成,再到癌变所需时间较短。目前尚无可靠的早期临床症状能提示胃溃疡癌变,但胃溃疡病人如有以下情况应怀疑有癌变可能:a.上腹痛加重,而且原有的节律性改变了;b.食欲和体重明显下降;c.大便隐血试验持续阳性;d.溃疡治疗始终不能愈合。但值得注意的是,不可根据对抗溃疡药物是否有效来判断胃溃疡的良恶性,尤其某些胃癌病人在应用强力的抑酸药物后,可以掩盖其临床症状,而且在内镜下癌性溃疡可被边缘上皮细胞修复,有时看上去很像溃疡愈合,以致延误早期诊断。对胃溃疡癌变最重要和有效的诊断方法是胃镜结合活检的综合检查。另

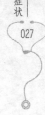

外,胃镜活检应在溃疡边缘内侧、结节部位等进行多点多个标本活检,可提高检出的阳性率,并对暂时不能确定者应定期进行内镜和活检复查。

消化性溃疡病人胃黏膜异型细胞增生会发生癌变吗

胃黏膜的异型细胞增生,是指慢性胃炎尤其是慢性萎缩性胃炎发生肠上皮化生。增生的胃上皮和肠化生上皮可以发育异常,细胞结构变得不典型,细胞核形态也会发生变化,即形成所谓的异型细胞增生,也称不典型增生或异型增生。消化性溃疡常伴有慢性胃炎,也可伴有黏膜的异型细胞增生。但有异型细胞增生不能说就是胃癌,目前大多数学者认为,中重度异型增生是重要的癌前病变,但目前对异型细胞增生的分型分级以及与癌变的关系尚未取得一致意见。异型细胞增生一般可分为轻度、中度、重度三级。将轻、中度异型增生称为低级别上皮内瘤变,重度异型增生称为高级别上皮内瘤变。消化性溃疡病人如果胃黏膜有异型细胞增生,这种异型细胞增生能否发展成为癌,有以下几种情况:a.异型细胞增生本身就是癌的初期改变,尤其是重度异型增生,这时应该短期内复查,如果仍然不能排除癌变,建议及早手术治疗;b.异型细胞增生本身虽然不是癌,但将来会转化为癌的可能,需要进行密切随访;c.异型细胞增生保持原有的状态而长期存在,也不向癌变方向发展,这种情况也需定期随访;d.异型细胞增生可能自行消退,有报道对重度异型细胞增生随访 2 年,有 50% 的病人可逆转。因此,对轻度异型细胞增生者,可不需进行特殊处理,只要继续随访观察。

何谓应激性溃疡

人体在受到急性严重应激,如外伤、烧伤、大手术、颅脑病变、严重感染、休克、多脏器功能衰竭、心肌梗死、成人呼吸窘迫综合征、肾功能衰竭、弥散性血管内凝血等,上消化道黏膜由于应激使血流量减少,黏膜屏障功能减弱,广泛的黏膜缺血,造成黏膜水肿、糜烂、点片状出血,继而可形成多发性浅而不规则溃疡或单发孤立较深的胃及十二指肠溃疡,并可以合并出血。应激性溃疡是指应激状态下上消化道的急性溃疡。实际上是由于上述应激状态下,上消化道病变过程的一个阶段。应激状态下仅有糜烂和点片状出血而无溃疡者,可称为急性出血性胃炎。近年来一般用"急性应激性胃黏膜病变"的名称来概括,包括应激性溃疡、急性出血性胃炎在内的疾病。对那些严重烧伤、外伤、肝功能衰竭、肾功能衰竭、呼吸衰竭、严重感染、休克、中枢神经系统病变,大手术后出现的上腹痛、上消化道出血或穿孔,应首先考虑应激性溃疡。早期内镜检查是确诊的重要方法,不仅可明确诊断,还可进行内镜下止血治疗。但要注意,应激性溃疡的病人相对较重,做胃镜前应采取相应措施,以防可能出现的内镜并发症。

应激性溃疡能够预防吗

由于应激性溃疡原有的基础疾病比较严重,一旦出现大出血或穿孔,有很高的病死率,而且治疗又相当困难,所以应激性溃疡的预防应该高度重视。首先,要积极抢救和治疗导致应激性溃疡的基础疾病,只有基础疾病得以控制,

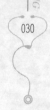

急性应激性黏膜病变的发生、发展才能得到预防。其次，在治疗基础疾病的前提下，可根据病情状况采用胃黏膜保护药物以及抑酸药物等作预防性治疗。常用的胃黏膜保护药物有硫糖铝、复方谷氨酰胺（麦滋林－S）、思密达、米索前列醇（喜克溃）等，抑酸药物一般选用 H_2 受体拮抗剂，如雷尼替丁、西咪替丁（泰胃美）、法莫替丁等；质子泵抑制剂，如奥美拉唑（洛赛克）、兰索拉唑（达克普隆）等。目前认为以质子泵抑制剂疗效较好，但费用相对比较贵。中和胃酸的方法也可选用，如镁和氢氧化铝乳胶液，可以使胃内的酸浓度降低，减少溃疡的形成。

什么是胃泌素瘤

　　胃泌素是胃或十二指肠腺内 G 细胞分泌的一种物质，这种物质有刺激胃酸分泌和促进胃黏膜生长的作用。胃泌素瘤是由胃泌素分泌细胞发生了增生或肿瘤所致，也称为卓－艾综合征。临床表现为严重的消化性溃疡，可伴有腹泻、胃酸分泌增高、血清胃泌素增高为特征的综合征。发病率在1/100万左右，是一种少见病。胃泌素瘤大多生长在胰腺和十二指肠，另有将近1/3原发部位不明。它的直径为 0.1~20厘米大小不等，大多在1~2厘米之间。从形态上看不能判断它是良性胃泌素瘤还是恶性胃泌素瘤，只有当肿瘤广泛浸润周围脏器以及发生转移时，才能够诊断为恶性。发生在胃十二指肠空肠部位的胃泌素瘤恶性率较低，发生在胰腺的恶性率可高达60%~90%。由于胃泌素瘤通常比较小，或者为多发、多病灶，胰腺外肿瘤的发生率较高，因此定位诊断比较困难。对有反复严重的消化性溃疡病人，很有必要检查血清胃泌素含量以及胃内胃酸的情况，以免贻误诊断。

胃泌素瘤所致的消化性溃疡会有哪些特征

消化性溃疡是胃泌素瘤病人的主要临床表现,大多数以上腹痛为主要症状,它的表现与一般消化性溃疡不易区别,但也具有一定的特征性:a.病人对常规剂量抗溃疡药物反应差;b.有些病人疼痛严重、持续,呈进行性,可伴有恶心并呕吐大量酸性胃液;c.合并出血穿孔等并发症比一般溃疡多见,并且对该病病人进行胃大部分切除术后不久,可迅速出现吻合口溃疡、出血,甚至穿孔;d.以多发性溃疡和少见部位溃疡多见,14%位于十二指肠降部,11%位于空肠;e.高胃酸可引起返流性食管炎、胃肠黏膜充血、水肿、糜烂,并可伴有胃黏膜肥厚,形成巨大皱襞,这与胃泌素的营养作用使胃黏膜明显增生肥厚有关;f.高胃酸除形成溃疡外,还可有腹泻,约1/3病人可有此症状。

慢性支气管炎肺气肿病人为何易发生消化性溃疡

慢性支气管炎肺气肿常伴有气道阻塞,称为慢性阻塞性肺疾病。当慢性阻塞性肺疾病加重时,常合并呼吸衰竭、肺心病、肺性脑病等。这时容易发生消化性溃疡,其中合并出血往往是导致病人死亡的主要原因之一。此外,慢性阻塞性肺疾病病人大多有吸烟史,是发生慢性阻塞性肺疾病的危险因素,同时也对消化性溃疡的发生有直接影响。慢性阻塞性肺疾病病人出现胃黏膜损害的机制尚未完全清楚,可能由于长期高碳酸血症和缺氧以及胃黏膜血液淤滞,导致胃壁细胞碳酸酐酶活性增强,引起胃酸分泌增加,缺氧缺血使细胞通透性增加,增加了胃酸中的氢离子反向弥散,破坏了胃黏膜屏障,使胃黏膜易发生糜烂或溃疡。

类风湿关节炎病人会 发生消化性溃疡吗

类风湿关节炎是以关节滑膜炎为特征的慢性全身性自身免疫性疾病,该病80%的病人发病年龄在20~45岁,临床表现主要为多个关节疼痛、僵硬、肿大,关节僵硬早晨明显,活动后可减轻,后期可发生关节畸形,病人常有类风湿因子阳性。少数病人可有心脏、肺部、眼部等脏器的累及,一般很少累及胃肠道,所以类风湿关节炎病人不会直接发生消化性溃疡。但类风湿关节炎病人,尤其是初发或轻症病人常常首选非类固醇消炎药治疗,如阿司匹林、吲哚美辛(消炎痛)、布洛芬、萘普生等,长期服用容易发生胃黏膜糜烂,甚至溃疡形成,因为非类固醇消炎药是通过抑制前列腺素的合成来发挥治疗作用的,而前列腺素对于胃酸分泌具有抑制作用。另外,弱酸性的非类固醇消炎药在胃酸条件下,容易通过胃黏膜的细胞膜,使黏膜细胞受损,引起溃疡。服用非类固醇消炎药第一个月内即可引起急性溃疡,以胃溃疡多见,但也能引起十二指肠溃疡,严重者可以合并出血。类风湿关节炎病人在应用非类固醇消炎药物时,应了解其能引起消化性溃疡的不良反应,加以预防,才能充分发挥非类固醇消炎药的治疗作用。病人不要空腹服用这类药物,应在进食后或与牛奶一起服用,必要时还可加用抑酸药或胃黏膜保护药同时服用。另外,近来已经研制出了一些新的具有选择性的非类固醇消炎药物,剂型也在不断改进,大大减少了引起消化性溃疡的不良反应。但仍需注意,这类药物应从小剂量开始,根据病情逐渐调整,以减少不良反应。

肝硬化病人易患消化性溃疡吗

自从采用胃镜检查以来,肝硬化伴有门静脉高压时消化性溃疡的检出率在12.5%~26.5%之间,可以清楚地看出其消化性溃疡的发生率显著高于普通人群。常将肝硬化伴发的消化性溃疡称为肝性溃疡。肝硬化门静脉高压易发生消化性溃疡的机制与胃黏膜血液循环障碍、胃黏膜保护机制削弱、攻击因子持续存在及营养不良、内毒素血症等综合因素影响有关。肝性溃疡以十二指肠多见,其次是胃部,部分为复合溃疡。肝性溃疡病人大多缺乏溃疡病的节律性疼痛,即使有又被肝病本身的消化不良症状所掩盖,许多是因为出现了上消化道出血做胃镜时才发现有溃疡。肝性溃疡并发出血占肝硬化门静脉高压合并上消化道出血的第三位,仅次于静脉曲张破裂和急性胃黏膜病变。治疗原则是降低门静脉压,改善胃黏膜血液循环,抑酸药物治疗,积极治疗原发病,改善肝功能也有积极意义。

肾功能不全进行血透或肾移植术后为何易发生消化性溃疡

慢性肾功能不全进行定期血液透析或者肾移植术后的病人,其十二指肠溃疡发病率增高。已经证明透析的慢性肾功能不全的病人胃酸分泌过多,甚至可以达到卓-艾综合征的水平。推测尿毒症病人存在可使胃酸降低的溃疡保护因子,并且在血液中储蓄,而血液透析或肾移植可将其清除,继而发生消化性溃疡。另外,肾移植术后为了防止排异反应,往往大剂量应用皮质类固醇激素治疗,也可能是造成应激性溃疡一个重要原因。

腹部放疗、化疗易发生消化性溃疡吗

腹部接受大量放射治疗后,十二指肠会发生消化性溃疡。十二指肠近端对放射线比较敏感,因此溃疡常常发生在十二指肠的降部。化疗药物也可以引起消化性溃疡的发生,尤其是腹腔动脉化疗,药物可经过胃十二指肠动脉及胃左动脉,引起胃和十二指肠溃疡,但化疗药物引起溃疡病发生的机制尚不清楚。在进行肝动脉化疗性栓塞术时,有时也可有少量的碘化油返流入胃和十二指肠的动脉,引起胃肠黏膜损伤而出现溃疡。因此,腹部进行放、化疗的病人,如果出现腹部疼痛,或呕咖啡样物、解黑便等症状时,应考虑有消化性溃疡的可能,应及时进行内镜检查,并使用抑酸药物。可预防性使用抑酸药物,以防消化性溃疡及其并发症的发生。

甲状旁腺功能亢进病人易患消化性溃疡吗

甲状旁腺素是甲状旁腺分泌的激素,主要作用是调节骨代谢,使血钙浓度保持在一定的水平。原发性甲状旁腺功能亢进是各种原因引起的一个或多个甲状旁腺分泌的甲状旁腺素过多引起的全身性疾病。临床上除了引起高钙血症而导致肾结石增加外，消化性溃疡的发病率为15％，明显高于人群平均发病率。其发病机制可能是甲状旁腺素分泌增加后，使钙的吸收加强，血钙浓度升高，从而刺激胃泌素及胃酸分泌增加，导致溃疡形成。甲状旁腺切除术后可使溃疡愈合，但另一些研究提示发生溃疡病的甲状旁腺功能亢进病人血清胃泌素浓度与正常人并无区别。确切的发病机制目前尚不完全清楚，但有一点是肯定的，甲状旁腺功能亢进病人容易患消化性溃疡。

非溃疡性消化不良就是消化性溃疡吗

消化不良是一个常见的症状群，其症状本身不能区别是器质性病变或是非器质性病变引起的。非溃疡性消化不良是指一种原因不明、未能发现器质性和全身性疾病的慢性持续性和反复发作性上腹部症状群。非溃疡性消化不良病人往往经胃镜、B型超声、肝功能等全面检查未发现有器质性病变，属于非器质性消化不良，也称功能性消化不良。消化性溃疡属于器质性病变，出现的消化不良症状属于器质性的，因此，非溃疡性消化不良不是消化性溃疡。非溃疡性消化不良的临床表现可分为以烧心、胸骨后疼痛、反酸为主的返流型；以上腹痛，进食、抗酸剂可以缓解为主的溃疡型；以嗳气、恶心、早饱为主的运动障碍型；还有上述两种以上的混合型。在诊断上，应该与消化性溃疡区别开来。

消化性溃疡会有哪些常见的并发症

在罹患某些疾病时,若该疾病未得到及时治疗或疗效不佳,病情发展时可形成另一种与该病相关的疾病,在医学上称并发症。出现并发症意味着原发疾病的加重和复杂化。消化性溃疡常见的并发症有3个:上消化道出血、幽门梗阻和溃疡穿孔。当胃或十二指肠溃疡向周围或深处发展,溃疡内壁血管受侵蚀,可引起出血;溃疡穿透胃、十二指肠壁的肌层和浆膜层(胃和十二指肠最外一层)形成穿孔;消化性溃疡引起的瘢痕收缩或活动性溃疡引起的痉挛和炎性水肿导致幽门梗阻。出血是消化性溃疡最常见的并发症。据报道,小于40岁者合并出血的占13.0%,40~59岁者占21.0%,60岁以上者占43%。以前一直将胃溃疡癌变也列为消化性溃疡的并发症之一,认为有5%的癌变率。目前认为,胃良性溃疡与胃癌并没有明确的因果关系。少数溃疡型胃癌也可以愈合,以后病情继续发展,再次形成溃疡,其本质是癌性溃疡而不是良性溃疡的恶变。

消化性溃疡合并幽门梗阻会有哪些症状

幽门是胃的流出道,强有力的幽门括约肌可以保持胃内为强酸性环境,十二指肠为中性环境,这样才能保证人体正常的消化和吸收。幽门是消化后的食物流到肠道的必经之路,比较狭窄。若在其邻近有消化性溃疡时,如发生充血水肿,因刺激使幽门痉挛,或溃疡愈合形成瘢痕均可形成幽门梗阻。幽门梗阻的主要症状是饭后饱胀和呕吐,吐出量大,往往有 12~24 小时前的宿食,呕吐物不含胆汁。有些病人可有中上腹痉挛性疼痛,呕吐后可缓解。腹痛多为克服梗阻活跃的蠕动波所致,病人渐渐出现脱水、厌食和体重减轻,常伴便秘。不完全性梗阻病人常在早餐前空腹时比较舒服,呕吐常发生在傍晚以后。很多病人努力呕吐,以减轻痛苦,80％消化性溃疡合并梗阻的病人有较长时间的溃疡病史,出现梗阻后中上腹不适症状加重,典型的节律性疼痛消失。癌症引起的幽门梗阻病程短,病情迅速加重。

消化性溃疡有呕吐就是发生幽门梗阻吗

呕吐是消化性溃疡并发幽门梗阻的主要症状。消化性溃疡病人出现持续性大量呕吐时,首先应考虑是并发幽门梗阻。消化性溃疡本身也可有呕吐,但呕吐不是其主要症状,常常以中上腹痛胀为主,伴轻度呕吐。溃疡病人进食后,食物中和胃酸,可缓解胃酸刺激引起的中上腹痛,也可使伴随的呕吐减轻。合并幽门梗阻的病人因流出道受阻,进食会引起更剧烈的呕吐。一般说来,胃溃疡比十二指肠球部溃疡易于发生呕吐,有时呕出酸水后症状可以缓解,但消化性溃疡并发幽门梗阻引起的呕吐有其特点:进食后上腹饱胀,继以呕吐,呕吐物量多,酸臭、含宿食等。当消化性溃疡合并其他全身性疾病时,有时也可发生呕吐。此时,应有其他疾病的特征。

哪些消化性溃疡病人
易并发幽门梗阻

5%～10%的消化性溃疡病人可出现幽门梗阻,其中80%由十二指肠溃疡所致。长时间的反复溃疡,在十二指肠球部内壁形成纤维瘢痕造成狭窄。幽门前胃溃疡,幽门管溃疡本身并发的幽门梗阻反而少见。故幽门梗阻这一名词与实际的病理不完全吻合。产生幽门梗阻的原因常常不是单一因素,而是多种因素并存所致。溃疡活动时,治疗不正规,应用抗胆碱药(用于抑制胃酸分泌)使胃排空延迟,均是并发幽门梗阻的诱因。统计资料表明,溃疡病并发幽门梗阻更常见于老年人,以男性为多。

消化性溃疡并发幽门
梗阻时会出现哪些体征

消化性溃疡并发幽门梗阻时典型者上腹有振水音,但正常人有时刚进食后也可有上腹振水音。若进食后3～4小时,或清晨早餐前有此体征,对幽门梗阻有诊断意义。有时腹壁出现扩张的胃型、蠕动波。所谓胃型是指凸起在中、上腹部的胃的轮廓,蠕动波指胃强劲的蠕动在腹壁上所显示的波型,出现胃型和蠕动波表示幽门梗阻严重。但幽门梗阻病人发现振水音者仅占25%,蠕动波更少见。不完全性幽门梗阻者,也没有这种体征。若幽门梗阻时间稍长,既不能进食,又有呕吐,常会造成继发血电解质紊乱,营养不良,体重下降。

幽门梗阻为何易发生水、电解质紊乱

幽门梗阻病人由于大量呕吐和摄食减少,容易失水,其失水和失钠比例相同,为等渗性失水。由于胃液中含有大量氯离子和钾离子,大量丢失后引起血液中氯离子和钾离子浓度降低,故幽门梗阻的电解质紊乱表现为低氯低钾的等渗性失水。钾离子是机体内很重要的电解质,低钾可引起四肢乏力,腹部胀气,甚至可影响心肌和呼吸肌的功能。必须给予充分重视,迅速补充丢失的钾离子。

幽门梗阻易发生怎样的酸碱失衡

幽门梗阻病人大量呕吐,丢失的胃液中富含氯离子、钾离子和氢离子,这些离子的丢失可使病人早期呈代谢性碱中毒,其血液呈碱性,尿液也转为碱性。到了后期,由于血液严重缺钾,肾脏只好排氢以保钾,尿液也因此转为酸性。虽仍是代谢性碱中毒,但尿液是酸性的,以保持酸碱平衡即维持体内细胞正常代谢所必需的化学环境。虽然机体可以通过呼吸和肾脏调节,纠正碱中毒,幽门梗阻病人的代谢性碱中毒往往需要通过静脉补氯、补钾给予纠正。

消化性溃疡合并穿孔一定会引起弥漫性腹膜炎吗

消化性溃疡穿破胃肠道浆膜层,穿入腹腔者称游离穿孔。当消化性溃疡浸润胃肠道全层，但溃疡基底部被邻近的脏器覆盖、封闭住时，称为穿透。常常将游离穿孔和穿透统称为穿孔。消化性溃疡刚穿孔时，由于胃酸的抑菌作用，胃十二指肠内容物大多无菌。这时的腹痛是由于这些内容物的化学刺激所引起，称化学性腹膜炎。炎症蔓延扩展，数小时后并有细菌感染，形成细菌性腹膜炎，称弥漫性腹膜炎。弥漫性腹膜炎可引起感染性休克，危及生命，必须立即积极抢救。若穿孔很小，很快被周围组织覆盖，只引起局限性腹膜炎，不会引起弥漫性腹膜炎。一般胃溃疡穿孔口径大，易引起弥漫性腹膜炎。十二指肠溃疡穿孔口径小，易被周围组织覆盖，只引起局限性腹膜炎。穿透性溃疡的基底为邻近脏器封闭，无胃肠内容物流至腹腔，不发生腹膜炎。也有将游离穿孔称为急性穿孔，穿透性溃疡称为慢性穿孔。

患了消化性溃疡合并急性穿孔会有哪些症状

消化性溃疡合并急性穿孔最常见的症状是突发性剧烈的腹痛，腹痛始于上腹部，迅速蔓延至整个腹部。病人呈严重的急性病面容，略微活动便可使腹痛加重，故呼吸轻浅，静卧不动。炎症刺激横膈时可产生肩痛，30％～50％病人常为右肩痛。由于胃肠内容物受重力影响往下流入盆腔，可引起右下腹剧痛。这时可误诊为急性胆囊炎或急性阑尾炎穿孔引起的腹膜炎。约半数病人伴有恶心、呕吐，呕吐的次数和量均不多，较少呈持续性。若呕吐物中带鲜血，对诊断溃疡病穿孔有提示意义。在穿孔发生后，由于胃酸有抑菌作用，胃十二指肠内容物大多无菌，只引起化学性腹膜炎。在穿孔后1~5小时，部分病人由于腹腔渗出液增多，流入腹腔的胃肠内容物被稀释，腹痛可暂时减轻。病人自我感觉良好，可起立行走，思饮，但仍呼吸困难，不能作牵涉腹肌的动作，如不仔细检查，易漏诊。但8~12小时后大多发生细菌感染，化学性腹膜炎演变为细菌性腹膜炎。这时，病人全身软弱、口干、恶心、呕吐，由于刺激膈肌引起呃逆，体温升高，呼吸脉搏加速，尿量较少，血压开始下降，病情不断恶化。抢救不及时者可因麻痹性肠梗阻、脓毒血症或败血症、感染中毒性休克而死亡。

患了消化性溃疡合并急性穿孔会出现哪些体征

消化性溃疡急性穿孔的阳性体征与穿孔持续时间及腹腔污染程度有关。如果穿孔小很快被封闭时，只引起局限性腹膜炎，肌紧张局限于上腹部，下腹部仍软，压痛与反跳痛也只在上腹部，腹部仍可听到肠鸣音，病人在短期内即可恢复。如果穿孔不能很快封闭，病人可出现进行性的血压降低、发热和急性腹膜炎体征。急性腹膜炎体征为腹部压痛、反跳痛和腹壁强直。腹壁压痛常以上腹部最显著，由腹壁肌肉痉挛引起的腹壁坚硬如板，称板样强直。通常病人肠鸣音消失，若腹膜炎不十分广泛，还有肠蠕动，仍能听到少量肠鸣音，或低调气过水声。肝浊音界可缩小或消失，提示腹腔内有游离气体。一般病程进入细菌性腹膜炎阶段，腹腔内常有1 200~2 000毫升的液体，故可叩出移动性浊音。半数以上病人血液白细胞升高，20%病人血清淀粉酶升高。

消化性溃疡发生穿孔前数日一定会有胃痛吗

消化性溃疡合并穿孔的病人多数有 1~5 年以上的溃疡病史，少数病人仅有 1~2 周的中上腹痛史，另有 15% 病人可无溃疡病史。穿孔发生前数日，往往有溃疡病症状反复或加重，也可仅是轻微胃痛，有 10% 病人可完全没有胃痛的先兆，以穿孔为首发症状，尤以老年溃疡病人多见。由于老年溃疡病人合并穿孔预后较差，必须予以注意，以便及时发现该症。溃疡穿孔一般属于良性溃疡，但在胃穿孔的案例中，约 15% 是胃癌造成的。

消化性溃疡穿孔病人一定会有膈下游离气体吗

消化性溃疡穿孔时胃、十二指肠内气体可以从穿孔处进入腹腔，形成气腹。如果立位摄 X 线片，可发现空气积聚在横膈下，称膈下游离气体。膈下游离气体的发现是诊断消化性溃疡穿孔的重要依据。70%~80% 的病人在 X 线检查下，能看到膈下游离气体。但没有膈下游离气体并不代表没有穿孔可能。若病史和临床表现符合穿孔的诊断，可进一步用水溶性造影剂来检查胃、十二指肠是否有穿孔而漏出造影剂，或显示出包裹性穿孔，也可用胃管抽空胃液后注入空气几百毫升，空气可自穿孔处逸出，造成膈下游离气体。如病人不能站立作透视检查，可左侧卧位 5~10 分钟后摄侧位片，可见肝右外侧（这时最高位）有积气。若 X 线检查未发现气腹，也无肠麻痹征象，应结合临床考虑小穿孔已被封闭的可能。

促发消化性溃疡急性穿孔有哪些因素

急性穿孔的发生率占消化性溃疡病的 5%~10%，大多有胃、十二指肠溃疡病史，约 15% 病人可无溃疡病史。促发消化性溃疡急性穿孔的因素有：a. 外来的精神压力和精神紧张，可使溃疡病恶化。b. 长期服用阿司匹林或非甾体类消炎药、皮质激素等药。c. 胃内压力突然增加，如饮食过饱或从事重体力劳动。d. 失眠、疲劳可增加迷走神经兴奋性而使溃疡恶化。e. 吸烟与饮酒。吸烟可直接刺激胃黏膜，乙醇可降低黏膜对胃酸侵蚀的抵抗力。f. 职业。据统计，汽车司机、战场上的士兵和外科医生等容易激发溃疡穿孔。g. 幽门螺旋杆菌感染也是促发溃疡穿孔因素之一。十二指肠球部溃疡穿孔远比胃溃疡穿孔多见，男性穿孔比女性多见，十二指肠球部溃疡穿孔部位以前壁多见，胃溃疡穿孔以老年女性多见。

患穿透性消化性溃疡会有哪些症状

穿透性消化性溃疡病人可有多年的溃疡病症状。发生穿透后典型的节律疼痛转变成持续性疼痛，程度较过去重，常在午夜痛醒，疼痛范围也较前扩大，并可改变部位或不能清楚定位，进食和抗酸药的止痛作用消失。并因穿入邻近脏器的不同而出现不同部位的放射痛。穿透性溃疡较难治愈，正规服用抗溃疡药物后症状迟迟不得缓解，往往需要外

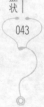

科手术治疗。

消化性溃疡病人为何要 注意自己的大便颜色

近年来,由于抗溃疡病药物的发展,诊治幽门螺旋杆菌水平的不断提高,难治性溃疡病已较少见,但消化性溃疡并发的上消化道出血仍很常见。黑便是上消化道出血的首发症状。在临床上有很多病人,不知道排黑便是上消化道出血的信号,因此往往不能及时就诊,一直到出现休克症状时才到医院,给抢救带来了困难。消化性溃疡病人,平时要注意自己大便的颜色,若为黑色,应及时到医院检查。如果大便不成形,颜色暗红,次数多,伴心悸、出汗、口干、黑矇,表示出血严重,需有人陪送至医院,以防病人途中晕厥跌倒。另外,进食动物血、肝或铁剂(溃疡出血病人常因贫血而服铁剂),或因鼻出血、牙龈出血而病人吞下自己的血液后也可呈黑便。这时的黑便不表示消化性溃疡合并出血了。

哪些消化性溃疡病人 易并发上消化道出血

消化性溃疡并发出血多由于溃疡基底或其周围血管破裂所致。饮食失调、过度疲劳、受寒、感染,服用对胃有损害的药物,如肾上腺皮质激素、吲哚美辛(消炎痛)、保泰松、阿司匹林、萝芙木制剂、磺胺、抗凝剂或伴随疾病恶化,均可使溃疡活动而引起出血。高龄溃疡病人易出血,70 岁以上的溃疡病人每增加 1 岁,出血的危险性增加 1%。有学者认为溃疡出血与特殊体质有关,如因溃疡出血而进行胃大部切除者,以后 5 年内约 30％病人可再次出血,"O"型血病人较其他血型者更易并发出血,从内地移居高原的溃疡病病人出血发生率高于平原地区病人。

消化性溃疡合并大出血
一定要住院治疗吗

消化性溃疡合并大出血是指溃疡病人在数小时内上消化道出血超过 1 000 毫升或全身血容量的 20％者,这种病人易引起低血容量性休克,危及生命,必须给予及时正确的治疗,严密观察血压、脉搏等生命体征,随访红细胞计数、血红蛋白和血细胞比容。需要做急诊胃镜,明确诊断,胃镜下止血,也有可能需要输血,甚至手术,所以一定要住院。凡发生呕血、黑便的溃疡病病人均应住院治疗,即使血压、脉搏正常,一般情况尚可者,也应在急诊室观察。待出血停止、病情稳定后再出院。

消化性溃疡合并大出血会
出现哪些临床症状

消化性溃疡合并大出血时主要症状是呕血和黑便。一般均有黑便,出血量大或病变部位在幽门以上者可有呕血。黑便呈柏油样,黏稠而发亮,系血红蛋白的铁在肠内硫化物作用下形成硫化铁所致。若大量快速出血,强烈刺激肠道蠕动,血液在肠内停留时间短暂,不能与肠内硫化物形成硫化铁,则大便呈暗红色,甚至鲜红色。呕血呈棕褐色咖啡渣样,是血液经胃酸作用形成正铁血红素所致。胃出血时,如血液未经胃酸作用,呕吐物为鲜红色并可带有血块。若出血量大,引起失血性休克,会出现头晕、心悸、出汗、恶心、口干、黑矇和晕厥等周围循环衰竭症状。急性失血持续不止,脑血流量减少,会发生精神错乱,并发展为神志迟钝;冠状动脉供血不足者可激发心肌梗死,尤以老年人多见;肾供血不足可致尿少、尿闭,甚至急性肾功能衰竭。多数病人在休克控制后出现低热,一般不超过38.5℃,可持续3~5天。

消化性溃疡合并大出血一定会呕血吗

呕血是上消化道出血的特征性表现。上消化道出血之后均有黑便,但不一定都会出现呕血。如出血部位在幽门以上,或出血量大、出血快的病人才会出现呕血。出血部位在幽门以下者,如十二指肠溃疡合并出血,血液不易逆流入胃,一般只表现为黑便。出血量大或出血速度快,有时也会出现呕血。

单凭呕血的颜色能判断消化性溃疡出血程度吗

呕血为棕褐色,呈咖啡渣样,这是由于血液经胃酸作用,形成正铁血红素所致。如出血量大,未经胃酸充分混合接触即呕出,则为鲜红色或伴血块。所以,呕血的量和颜色可作为判断上消化道出血程度的指标。量越多,色越鲜红,表示出血量越大。但根据呕吐物的量来判断出血程度不可靠,因呕吐物中含消化液和食物,且有部分剩血积于胃内,故往往不能估计即时的出血量。

单凭黑便的颜色能判断上消化道溃疡大出血程度吗

消化性溃疡出血,大便发黑,呈柏油样,黏稠而发亮,系血红蛋白的铁经肠内硫化物作用,生成硫化铁所致。当出血量大,血液迅速通过肠道,与肠内硫化物作用时间短暂,粪便可呈暗红色。此外,出血量大,使大便稀薄,不成形。所以,黑便的量、形状和红色程度可用于判断消化性溃疡大出血的程度。凡便意频频,大便不成形,色暗红伴血块者,提示出血量大,且正在出血。但估计出血程度的主要指标不是呕血和黑便的颜色或量,因这两种指标易受出血速度、胃肠道内积血和个人反应性的影响。出血量的估计主要根据血容量减少所致的周围循环衰竭表现,对血压、脉搏、中心静脉压作动态观察,结合血红蛋白测定、红细胞计数和血细胞比容,呕血黑便的数量与频度综合判断。

消化性溃疡病人大便隐血阳性能诊断为合并大出血吗

大便隐血检查是通过检查粪便中是否存在亚铁血红蛋白,只要出血量大于 5 毫升/日,大便隐血即可呈阳性。消化性溃疡病人大便隐血阳性只表示溃疡有活动性,并不一定合并上消化道大出血。此外,进食动物的肉、肝、血和病人痔疮出血时,大便隐血试验也可呈阳性。分析结果时,必须排除这些因素。3 天素食后测大便隐血,其诊断价值较高。

病人怎样知道消化性溃疡大出血已停止

呕血是消化性溃疡大出血的主要表现,故呕血停止,大便成形,颜色转黄是判断大出血停止的主要指标。一次出血之后,大便颜色在数天之后才能恢复正常,而且溃疡大出血,尤其是合并呕血的病人往往禁食,以静脉补液作支持治疗,形成粪质的食物少,大便也少,止血数日后才会有大便排出,不能仅从有无黑便来判断出血是否停止。其他帮助判断大出血停止的指标有肠鸣音由亢进恢复正常,周围循环衰竭,如心悸、头昏、出汗、口干等症状的缓解,血压稳定,红细胞、血红蛋白与血细胞比容稳定。大出血后,血液和胃液覆盖溃疡面,可减少胃液对溃疡面的侵袭,缓解腹痛。因此,腹痛减轻不是判断大出血停止的指标。

消化性溃疡出血停止后会再次出血吗

约16%的消化性溃疡合并出血者会再次出血。再次出血后果严重,病死率比初次出血高10余倍,需严加防范。胃镜检查是判断再次出血的主要方法,内镜下溃疡出血若呈喷泉样或活动性渗血,内镜下止血成功后,再出血率为16%,有血栓栓塞者为43%,附着血凝块者为22%。提示再出血的指标有:a.已稳定的血压又下降,脉搏又增快;b.又有呕血和黑便,伴肠鸣音亢进;c.周围循环衰竭症状经补液输血未见明显改善或好转后又恶化;d.红细胞计数、血红蛋白测定及血细胞比容继续下降;e.补液与尿量足够的情况下,血尿素氮持续不降或再次升高。临床上有下列表现的病人易再次出血:a. 首次出血量大者;b. 动脉血管破裂者;c. 伴呕血者;d. 老年人伴明显动脉硬化者;e. 病灶处呈隆起的红色小斑点或小血管或假动脉瘤。一般认为,一次出血后超过48小时未再出血,出血机会明显减少。

消化性溃疡大出血为何还要监测血压和脉搏

消化性溃疡大出血若在数小时内出血量超过1 000毫升,易引起急性周围循环衰竭,表现在微循环血流障碍为特征的低血容量性休克,出现组织血流灌注不足,全身细胞缺氧,代谢紊乱及体内重要器官损害,危及生命。此时,血压小于12/8千帕(90/60毫米汞柱),脉压差小于20毫米汞柱,脉率增快,尿量少于20毫升/小时。观察脉搏和血压可以估计失血量及失血速度,指导正确补液扩容,防止或纠正低血容量性休克。溃疡出血的血液可蓄积在胃肠道内,看不到便血或呕血,故监测脉搏和血压的改变,对掌握病情、及时治疗,比监测呕血和黑便更加重要,是消化性溃疡大出血病人必要的监测项目。

老年人消化性溃疡合并大出血会有哪些临床表现与特点

老年人消化性溃疡合并大出血有以下几个特点:a. 老年人动脉硬化多见,患溃疡后易出血,出血后不易止住,再出血概率高。据报道,70岁以上,消化性溃疡病人每增加1岁,出血的危险性增加1%,70岁以上的老年胃溃疡病人合并出血的达 80%。b. 由于老年人感觉迟钝,患溃疡病后常无腹痛、腹胀等上消化道症状,以致影响溃疡病的及时医治,有时合并出血为首发症状。c. 老年病人因合并其他疾病,出血后就诊时间又较晚,故消化性溃疡合并大出血后病死率较高,甚至高达 9.5%,而非老年组病人为 3.3%。

患了消化性溃疡

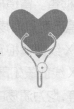

需进行
哪些项目诊断检查

姓名 Name ＿＿＿＿＿＿＿＿ 性别 Sex ＿＿＿ 年龄 Age ＿＿＿＿＿

住址 Address ＿＿＿＿＿＿＿＿＿＿＿＿＿＿＿＿＿＿＿＿＿＿＿

电话 Tel ＿＿＿＿＿＿＿＿＿＿＿＿＿＿＿＿＿＿＿＿＿＿＿＿＿

住院号 Hospitalization Number ＿＿＿＿＿＿＿＿＿＿＿＿＿＿＿

X 线号 X-ray Number ＿＿＿＿＿＿＿＿＿＿＿＿＿＿＿＿＿＿＿

CT 或 MRI 号 CT or MRI Number ＿＿＿＿＿＿＿＿＿＿＿＿＿

药物过敏史 History of Drug Allergy ＿＿＿＿＿＿＿＿＿＿＿＿＿

怎样诊断消化性溃疡

有典型症状的消化性溃疡病人诊断往往不困难。根据消化性溃疡有慢性病程、周期性发作和节律性中上腹痛等特点,可作出初步诊断。但最后确诊需要依靠胃镜检查或X线钡餐检查。胃镜检查可确定溃疡的部位、形态、大小和数目,胃镜还可对溃疡病灶进行活检病理检查,鉴别良、恶性溃疡。X线钡餐检查时,当发现有龛影时可确诊溃疡存在,其他X线征象如胃大弯侧痉挛性切迹、十二指肠球部畸形、激惹等,均为溃疡的间接X线征象,仅能提示但不能确诊有溃疡存在。消化性溃疡病人临床表现不一,少数可无症状或以出血、穿孔等并发症为该病的首发症状,因而临床诊断较为困难,对这些病人必须做胃镜或X线检查以明确诊断。

消化性溃疡病人一定要做胃镜检查吗

不是所有消化性溃疡的病人都要做胃镜。具有消化性溃疡典型症状的病人往往根据病史就能作出诊断,根据用药后症状的缓解情况可初步估计溃疡是否愈合。如需进一步明确诊断或评价治疗效果,胃镜检查确实是最为精确的方法。在下列情况下病人必须进行胃镜检查:a. 疑有溃疡,X线钡餐检查为阴性;b. X线有异常征象,但不能确定溃疡;c. 诊断或排除溃疡是否为恶性;d. 合并有上消化道出血时。胃镜检查是目前常用检查手段,方便、准确、痛苦小,如无特殊禁忌,疑有消化性溃疡的病人胃镜检查是最合适的。

病人胃镜检查很难受吗

　　随着内镜制作技术的不断提高,胃镜外径细化和插入顺应性的改进,胃镜检查对病人已基本可做到无痛苦。临床上进行胃镜检查的病人越来越多,但也有不少病人听说胃镜检查有痛苦,畏惧胃镜检查。将胃镜自口咽部送至胃、十二指肠内,确实有不适感,但这种不适是轻微的,主要表现为恶心、咽部异物感。咽部是一个非常敏感的部位,在胃镜经咽部插入食管时,对咽部有一定的刺激,此时往往产生恶心,有人甚至会流泪、呛咳。一旦镜身通过咽部进入食管后,恶心会明显减轻,检查结束取出胃镜后不适感消失。部分病人可能因胃镜对咽部有轻微擦伤,会出现咽部疼痛,一般2~3天后疼痛消失。胃镜检查的痛苦是微小的,都能耐受,为了能及时准确地诊断胃病,接受胃镜检查是值得的。

病人做胃镜检查前
应做哪些准备

　　检查前的准备工作对检查能否顺利进行很重要,准备不充分会导致检查失败。

　　① 对病人做好解释工作,争取病人配合:不少病人对胃镜检查有恐惧感,需要耐心说明:a.胃镜检查能够直接观察食管、胃肠黏膜病变,是发现病变最好的方法,尤其能够发现早期病变。对可疑的病变或不能肯定的病变可以通过胃镜取活检标本做病理检查,以使诊断明确,治疗

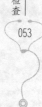

才能有的放矢。b. 胃镜是软性镜,可以随解剖腔道弯曲前进,边看边前进,不损伤组织,不会引起疼痛。c. 与医护人员配合,遵从医护人员的指导,除有些恶心感外,无其他不适。d. 如发现病变,可通过胃镜采取黏膜标本,做病理检查。

② 病人检查前需禁食5小时,在空腹时进行检查:否则如胃内存有食物将影响观察。如病人有胃排空延迟,禁食时间需更长,一般早晨空腹即可达到要求,因经过一夜未进食,胃腔内一般不积存食物。

③ 咽部麻醉:目的是减少咽部反应,使进镜顺利,有以下两种方法:a. 咽部喷雾法。在手术前15分钟用2%利多卡因或普鲁卡因喷雾,间隔数分钟后再喷雾1~2次。b. 麻醉糊剂吞服法。在手术前吞服麻醉糊剂一勺,约10毫升,即可进行检查。

④ 口服去泡剂:吞服一勺去泡剂,可使附于胃黏膜上带有泡沫的黏液消失,以免这些黏液掩盖病变,影响观察。去泡剂为二甲基硅油,有表面张力的作用,使泡沫破裂消失。但去泡剂目前一般不使用,一是因其去泡效果不理想,二是由于内镜操作技术及制造技术的提高,视野清晰,同时泡沫可用清水从活检孔冲去,故现在不必使用去泡剂,即可顺利操作。

⑤ 镇静剂:精神紧张的病人检查前15分钟可用地西泮(安定)10毫克肌内注射,以消除紧张,一般病人不必应用。

⑥ 病人检查时松开领扣和腰带,左侧卧位躺于检查床上,头枕于枕上,下肢半屈,放松身躯,尤其颈部要保持自然放松位置,在口侧垫上消毒巾。

⑦ 术者于检查前需要消毒胃镜并检查胃镜各项功能,

如角度控制旋钮、吸引、注气等皆无故障，即可准备进镜检查。

做胃镜检查会传播病毒性肝炎吗

内镜检查能否引起肝炎病毒感染一直为病人和医生所关心。常规的肥皂水、消毒液加清水冲洗能够达到一定的清洁度，但是能否完全清除肝炎病毒仍是个问题。国外报道，曾给 600 名乙型肝炎表面抗原（HBsAg）阳性病人检查过的胃镜，给 298 名术前 HBsAg 阴性病人做检查，术后仅有 1 例 HBsAg 阳性。故胃镜检查传播病毒性肝炎的机会很小。目前，医院普遍实行在手术前进行肝功能及肝炎病毒标志检查，对活动性肝炎或乙型肝炎病人使用专用的胃镜或暂时不作胃镜检查，这样减少了肝炎传染机会，同时加强胃镜及其附件，如活检钳、注射针等的消毒，运用洗镜槽流动水洗镜，使用能杀灭肝炎病毒的消毒液，如戊二醛，可进一步杜绝肝炎病毒传染机会。

为什么做胃镜检查后应禁食数小时

胃镜检查前需用麻醉药对咽部麻醉，以利于顺利插镜，麻醉药物主要为利多卡因或普鲁卡因，药物效果一般可持续 2 小时左右，麻醉药物用后咽部麻木，引起吞咽迟钝及吞咽功能障碍，这时如果进食，可能会引起呛咳，老年病人还易引起窒息，十分危险，故胃镜检查后需禁食数小时。此外，对于一些胃镜下做治疗的病人，如胃息肉摘除术等，因术后创面较大,也建议胃镜后禁食数小时,这样可以避免胃内出血,有利于胃黏膜愈合。

胃镜下消化性溃疡
有哪些表现

胃镜下消化性溃疡通常呈圆形、椭圆形或线形,边缘锐利,基底光滑,被灰白色或灰黄色苔膜所覆盖,周围黏膜充血水肿,略隆起。有学者将消化性溃疡的生命周期的胃镜表现分为 3 期:活动期(Active stage,A 期)、愈合期(Healing stage,H 期)、瘢痕期(Scarring stage,S 期),各期又可分为两个阶段,即 A_1、A_2;H_1、H_2;S_1、S_2。各期溃疡的形态特征如下:

① 活动期(又称厚苔期):a. A_1 期:溃疡苔厚而污秽,周围黏膜肿胀,无黏膜皱襞集中。b. A_2 期:溃疡苔厚而清洁,溃疡四周出现上皮再生所形成的红晕,周围黏膜肿胀逐渐消失,开始出现向溃疡黏膜集中的皱襞。

② 愈合期(又称薄苔期):愈合期的特征为溃疡苔变薄,溃疡缩小,四周有上皮再生形成的红晕,并有黏膜皱襞向溃疡集中的现象。H_1 期和 H_2 期的区别在于后者的溃疡已接近愈合,但仍有少量白苔残留。

③ 瘢痕期(又称无苔期):a. S_1 期:溃疡苔消失,中央充血,瘢痕呈红色,此期称红色瘢痕期。b. S_2 期:红色完全消失,称为白色瘢痕期,四周有黏膜皱襞辐射,表示溃疡已完全愈合。

综上所述,溃疡活动期以厚苔为特征,愈合期溃疡四周出现明显的红晕及黏膜皱襞集中,瘢痕期白苔完全消失。

短时间内连续做胃镜对身体有害吗

有些病人害怕做胃镜，认为做胃镜会伤害身体，其实这是错误的。首先胃镜检查不会损伤身体，该检查是极为安全的。医生是在清晰的视野下循腔进镜，不是盲目插镜，而且纤维胃镜管柔软性好，胃壁舒张性也好，几乎不会对胃本身造成损伤，即使短时间内连续多次做胃镜检查，对身体也没有损害。短时间内连续做胃镜有时是必须的，临床上常可见到这种情况：第一次胃镜检查疑有溃疡为恶性，但病理不支持，往往治疗2周后需再次胃镜复查；还有一些病人第一次胃镜检查未发现溃疡有出血征象，但几小时后出现消化道出血，药物止血失败，此时需急诊胃镜检查，并在内镜下进行止血措施。临床上还经常在胃镜下进行胃癌局部注射化疗药治疗，每周1次，病人均能耐受。只要是病情需要，不必过多顾虑连续的胃镜检查。

做胃黏膜活检会很疼痛吗

胃黏膜活检是指取一小块胃黏膜做病理检查或其他化验。它是胃镜检查的重要内容之一，对判断胃黏膜病变的性质是良性还是恶性有着至关重要的作用。操作时，是在内镜直视下用特制的胃镜活检钳钳取黏膜。钳口的大小是经过精心设计的，只能咬到胃黏膜，不伤及神经，故无疼痛感觉。

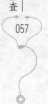

做胃黏膜活检会伤胃吗

胃镜下做胃黏膜活检是用特制的活检钳完成的,这种活检钳钳口很小,只能咬到胃黏膜层,而且所检取的胃组织很小,且这些黏膜 70～90 小时更新一次。即使不取,黏膜也会自行代谢脱落。所以,胃黏膜活检对胃是无损伤的。

胃溃疡一定要随访胃镜吗

胃溃疡病人中有 2% 的机会可发生癌变,有些当时即是癌性溃疡。但在早期,有时不一定一次胃镜就能确诊,故临床医生对胃溃疡病人往往要求定期复查胃镜,主要目的是了解病人的胃溃疡是否为恶性。因此,所有胃溃疡都需要胃镜随访,直到溃疡结疤或消失。对于下面情况的胃溃疡更需进行胃镜密切随访:a. 胃镜肉眼观察疑有恶性溃疡,但活检病理未找到癌细胞。b. 药物正规治疗后,症状不缓解。c. 溃疡黏膜病理活检示有不典型增生。这些病人不适于用 X 线钡餐随访,因为 X 线钡餐不能取活检,必须进行胃镜随访。

做活组织检查后
需服抑酸药物吗

一般来讲,胃黏膜活检后不需要服用抑酸药物。胃镜下活检所取的标本为胃黏膜,而且钳取的样本很小,对胃几乎无损伤。同时,胃黏膜本身 70～90 小时更新一次,即使不取,黏膜也会自行代谢脱落,所以对胃黏膜不会造成什么创伤。但对有些病人凝血机制差,活检后出血较多,可适当用抑酸药以帮助凝血,因胃内酸性环境对凝血是不利的。还有一些病人胃内所取活组织较大,如胃息肉、腺瘤或息肉样隆起等,需进行大块组织电灼切割后进行病理检查,这些病人手术后易有"人工溃疡"形成,应服用 2 周抑酸药,以利黏膜愈合,防止出血、穿孔。

∾ 老年人能做胃镜检查吗 ∾

胃镜检查没有年龄限制,只要没有严重的心、肺、脑疾病,一般都能耐受。曾对许多80~90 岁的老年病人,只要病情需要,均进行了胃镜检查。老年人咽喉反应较迟钝,内镜检查所致的咽部不适感往往较年轻人小,更易耐受。同时老年人胃癌的发病率相对较高,故适时进行胃镜检查对老年病人更有必要。胃镜检查不必过多顾虑年龄问题。

病人应怎样配合
医生做胃镜检查

① 作好术前准备:a. 思想准备:胃镜检查是为了明确诊断,必要时还可做胃镜下治疗,虽有轻微痛苦,但无任何伤害,应消除顾虑和恐惧心理。b. 消化道准备:检查前一天晚餐不宜过饱,晚上 9 时后应禁食,检查前当日清晨空腹有利于胃镜观察。c. 咽部麻醉:术前可向咽部喷用麻醉药,有助于顺利插镜,减少咽部不适。

② 插镜时配合:插镜时应遵循医生的"下咽"口令,做吞咽动作,使胃镜顺利通过咽部进入食管、胃。胃镜检查时尽量做深呼吸动作,可避免恶心,有利于视野开阔,寻找病

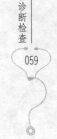

灶,缩短检查时间。

怎样避免胃镜检查的合并症

绝大多数检查是安全的,但偶然也有极少的并发症出现。

胃镜检查的合并症主要有:a. 严重并发症。心、肺意外,严重出血、穿孔。b. 一般并发症。下颌关节脱臼、喉头痉挛、癔症、贲门、食管黏膜撕裂等。

① 心、肺并发症:插镜时可刺激迷走神经,同时由于病人紧张、焦虑,检查时憋气、挣扎,可导致缺氧,内镜检查时有时镜身压迫呼吸道可引起缺氧,导致心律失常,甚至心肌梗死。但发生心脏意外很少见。1987 年,我国统计其发生率仅为 0.000 5%。操作时手势轻巧,说服病人解除紧张情绪,一般可避免心、肺并发症。但病人如存在严重心肺疾病,不应进行胃镜检查。

② 穿孔:胃肠穿孔也是一个严重并发症,最易穿孔部位是下段食管和咽喉梨状窝,在美国发生率为 1/3 300。1987 年我国内镜学会统计,发生穿孔共 68 例。操作粗暴、盲目插镜是引起穿孔的主要原因。为预防穿孔,手术者应熟练掌握技术,操作轻柔,下镜时注意咽喉部结构,顺腔进镜,退镜也应见腔才退,这样一般可避免穿孔发生。一旦穿孔应进行手术修补。近年来,随着内镜技术的提高,穿孔已基本不发生。

③ 感染:内镜检查时可发生吸入性肺炎,这往往与检查时运用过多镇静剂有关。应避免使用过量镇静剂,防止吸入性肺炎发生。由于胃镜活检钳及其他胃镜治疗的器械均是反复使用的,胃镜检查可引起肝炎病毒、幽门螺旋杆菌

感染,胃镜治疗后还可引起菌血症,但这些发生率极低。对胃镜及操作器械进行严格消毒,可避免这些感染的发生。

④ 食管贲门撕裂:往往是由于病人检查时发生剧烈呕吐或操作时动作粗暴所引起。应劝说病人放松,操作轻柔是避免该并发症的关键。

⑤ 癔症:个别病例术后出现癔症发作,这种病人往往有癔症史。检查前、检查时精神紧张,不能自控,术后出现癔症发作。对这些病人要做好充分解释工作,必要时可用镇静剂。

⑥ 下颌关节脱臼:极少见,往往是检查时张口较大,过度恶心,特别是有习惯性下颌关节脱臼者更易出现,一般无危险,手法复位即可。

⑦ 喉头痉挛:见于胃镜插入气管,病人会出现剧烈咳嗽、哮鸣、呼吸困难。拔出胃镜,即可解除痉挛。为避免该症发生,操作医生必须熟悉解剖结构,分清食管腔及气管腔,不能盲目插镜。

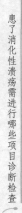

诊断儿童消化性溃疡
应做怎样的检查

儿童消化性溃疡的症状往往不典型,表达不准确,检查欠配合,诊断比较困难。对患有溃疡病家族史并伴有上消化道症状,反复出现上腹部疼痛或脐周疼痛,或有呕血、便血且原因不明,应尽早进行 X 线或内镜检查,以明确诊断。X 线检查是诊断消化性溃疡的重要方法。由于儿童期溃疡比较表浅,检出率不如成年人,有时在检查过程中儿童哭闹不安和恐惧害怕,还可出现幽门、十二指肠球部痉挛,误以为是消化性溃疡。胃镜检查可以直接观察到胃和十二指肠黏膜，可以同时进行组织学检查或内镜下治疗，诊断比 X 线准确，近年来越来越受到重视。随着内镜技术的进步，已制造出专门适应儿童检查的小直径内镜，因此，胃镜检查对儿童消化性溃疡的诊断是安全可靠的。但新生儿以及 3 个月以下的小婴儿应该慎重对待，必须掌握严格的适应证。小儿内镜检查的并发症有麻醉意外、咽后壁脓肿、胃肠道穿孔和出血等，发生率并不高，文献报道为 0.05%～1.07% 不等。

儿童做胃镜检查应注意些什么

在做胃镜检查前，应向患儿及其家长说明检查的程序和目的，消除恐惧心理。检查前一天晚餐后禁食，检查前 4 小时不应喝水，哺乳期婴儿检查前 6 小时禁乳。胃镜检查一般不用全身麻醉，而用咽部麻醉，全身麻醉反而会增加麻醉并发症的发生。对婴幼儿和精神紧张的年长儿，检查前半小时可给予地西泮（安定）等镇静药，对小婴儿可采用全身麻醉，也可以不用任何麻醉及镇静药，但要注意吸引口腔和咽部的分泌物，防止误吸入气管。在胃镜操作过程中，应有专人陪同患儿，并予安抚，密切观察患儿的反应。

哪些儿童不宜做胃镜检查

对以下儿童不宜做胃镜检查：a. 有严重的心肺疾病，如严重心脏病、持续哮喘状态等；b. 处于休克昏迷等不能耐受检查者；c. 有急性咽喉炎、扁桃体炎伴有发热者；d. 有血液系统的出血性疾病者；e. 患有精神病、严重智力障碍者；f.

有脊柱明显畸形者。

胃电图检查也能诊断
儿童消化性溃疡吗

　　胃电图检查的特点是无创伤性，设备简单，适用于任何年龄的检查，20世纪50年代开始应用于临床。近10年来用于儿科方面也曾有报道，但对诊断消化性溃疡的价值上有不同意见。据临床经验应用体会对有消化不良症状的病儿，可作为初步的辅助检查；对有胃节律改变的功能性消化不良的诊断有一定的临床价值；对于器质性疾病包括消化性溃疡的诊断决不能以此为依据。另外，对于不能自控的婴幼儿，体表测定的数据误差比较大，也不适合于对这类儿童的检查。

X线钡餐检查能诊断
消化性溃疡吗

　　X线钡餐检查是诊断消化性溃疡的沿用方法，其诊断准确率与医生的经验有很大关系，现多采用气钡双重造影，确诊率可达80%~90%。如X线下发现有龛影存在即可确诊消化性溃疡。此外，X线钡餐检查还可发现有胃大弯侧的痉挛性切迹、十二指肠球部激惹及球部畸形，这些称间接征象，结合典型的消化性溃疡症状，也能作出诊断。有时溃疡太小、太表浅或有异物、血块覆盖在溃疡面，钡剂不能存留，在X线上不能显示龛影。另外，十二指肠球部畸形还会掩盖龛影的显示，使X线钡餐较难发现溃疡，加上X线钡餐不能取活检，所以对于疑有恶性病变或临床疑有溃疡但X

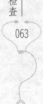

线阴性，或用药后症状不能缓解者，应做胃镜检查以明确诊断。

X线钡餐检查消化性溃疡
有哪些影像特点

目前X线钡餐检查多采用气钡双重造影，能更好地显示胃黏膜像。消化性溃疡征象有直接征象和间接征象。

① 直接征象龛影：良性者突出于胃、十二指肠钡剂轮廓外，在其周围常见一光滑的堤，其外为辐射状黏膜皱襞。龛影为钡剂充填溃疡的凹陷部分所造成，在前后位观察时，龛影呈圆形或椭圆形，边缘整齐，周围环绕月晕样浅影或透明区，系溃疡周围黏膜充血或水肿所致。由于溃疡处纤维瘢痕组织收缩，常见黏膜皱襞向龛影呈放射状集中。切面观，龛影突出胃壁或肠壁以外，呈半圆形、乳头状或长方形，也称壁龛。浅小溃疡或愈合中溃疡也可呈漏斗形，溃疡四壁一般光整而平滑。溃疡愈合和瘢痕挛缩均可使局部发生变形，尤其多见于十二指肠球部溃疡，后者可呈三叶草形、花瓣样等变形。十二指肠溃疡的龛影常见于球部，通常比胃的龛影小。

② 间接征象：a. 痉挛性切迹。由于胃体小弯侧的良性溃疡可伴有胃环行肌的阶段性痉挛，从而在龛影相对大弯侧产生典型的痉挛性切迹。b. 胃形态变化。胃小弯因瘢痕收缩和肌肉痉挛而缩短，将胃幽门扭向贲门，使胃幽门和贲门靠近，严重的可使胃呈蜗牛状。c. 幽门狭窄和梗阻。幽门和邻近幽门的溃疡可使幽门痉挛、炎性肿胀和瘢痕狭窄而产生幽门狭窄和梗阻。X线钡餐检查还可根据溃疡形态区分良、恶性溃疡。恶性溃疡即癌性溃疡一般多位于胃窦

部或胃体部,形态不规则,边缘不整齐,龛影不突出胃腔体外,黏膜皱襞粗乱、僵硬、中断,胃蠕动减弱或消失,溃疡面积较大(>2 厘米)。

诊断消化性溃疡是胃镜好 还是 X 线钡餐好

X 线钡餐检查和胃镜检查是诊断消化性溃疡的两种常用方法。胃镜为当前诊断消化性溃疡病的最佳方法。近10 年来,胃镜技术发展迅速,管径细、视野清晰、镜管柔软易操作,整个检查迅速、安全、痛苦不大,最主要的是可以肉眼清晰观察胃、十二指肠黏膜情况,判断溃疡是否存在,可同时精确测量溃疡灶的大小、溃疡周围的炎症的轻重,并对溃疡进行分期。此外,还可观察溃疡基底部有无血管显露、出血及血痂存在,准确判断治疗效果等,对有溃疡合并出血者可急诊在胃镜下进行止血治疗。对于疑有恶性溃疡的还可进行黏膜活检,做病理检查。胃镜诊断消化性溃疡的准确率高于 X 线钡餐,尤其是十二指肠溃疡。胃镜检查还能检测幽门螺旋杆菌。X 线钡餐检查也有其优势,它在观察胃黏膜的同时可对胃、十二指肠的蠕动进行观察分析,可补充胃镜的不足。胃镜及 X 线钡餐检查的符合率为 80%～90%。尽管胃镜能精确诊断消化性溃疡,但文献报道仍有5%的漏诊率。两种检查可以相互补充,不应偏废。

在临床上怎样鉴别 胃良性或恶性溃疡

胃部病变包括良性和恶性溃疡、胃炎以及胃的功能性

消化不良等，症状可以非常相似，往往缺乏体征。从临床表现上来鉴别胃的良、恶性溃疡比较困难，但典型者在临床上还是有差异的，见下表。

临床特征	良性溃疡	恶性溃疡
年龄	多见于青、中年	多见于青、中年以后，近年来发现发病年龄有所提前
病程	长，数年或数十年	较短，多在半年至一年
疼痛特点	有周期性和节律性	呈进行性和持续性加重，或原有的节律性疼痛消失
体征	上腹部轻压痛	除上腹部压痛外，有时可有上腹包块
一般状态	良好	消瘦、贫血、乏力等全身症状
药物治疗	有效	无效或短期有效
大便隐血	活动期阳性，治疗后转阴	多持续阳性
胃液	胃酸正常或稍低	胃酸低或缺乏
组织病理	无瘤组织	有瘤组织
治疗反应	治疗数日内症状缓解，2周后溃疡多减小一半以上	疗效不明显，早期病例有的也可见症状改善

在胃镜下怎样鉴别胃良性或恶性溃疡

胃镜是目前诊断胃溃疡的最佳方法，通过胃镜对可疑病变进行活组织或细胞学检查，同时还可在胃镜下对可疑恶性胃黏膜进行美蓝染色以显示病灶范围，使活检取材更精确，可进一步提高胃癌诊断的准确率，故胃镜检查是目前鉴别良、恶性溃疡的最佳手段。胃癌晚期胃镜下表现较典型，不难确诊。活动期的良性溃疡由于周边有炎性充血水肿等各种表现，有时与恶性溃疡不易区别，特别是活动期的巨大溃疡，有时与 Borrmann Ⅱ 型进展癌难以鉴别。愈合期的溃疡有时与早期胃癌不易鉴别。尽管如此，良、恶性胃溃疡在胃镜下表现还是有一定的差异，但这些差异不是特异的，最后明确诊断必须有胃活组织病理依据，即找到癌细胞。

典型的良、恶性胃溃疡在胃镜下主要区别：

观察项目	良性溃疡	恶性溃疡
形态	圆形或卵圆形	不规则
大小	一般小于 2 厘米	大多大于 2 厘米
分界	锐利	不鲜明
边缘	平整、光滑	不规则、结节状、出血、糜烂
底部	平整、洁净、黄白苔	凹凸不平、污秽状、出血、残岛
周围黏膜皱襞	放射状集中	中断，呈杵状或鸟嘴状
蠕动	有	减少或无
活检	无癌细胞	可找到癌细胞

胃良性或恶性溃疡用 X 线检查能鉴别出吗

胃的良性溃疡在 X 线下的特征性表现为龛影。胃癌在 X 线下有多种表现：肿块型癌主要为突向胃腔内的不规则充盈缺损；浸润型癌主要表现为胃壁僵硬，蠕动波消失，胃腔狭窄，黏膜皱襞消失，钡剂排出较快，如整个胃受累则呈"皮革袋状胃"；溃疡型癌表现为位于胃轮廓内的龛影，与良性溃疡 X 线下表现相似，有时难于鉴别。典型的良、恶性胃溃疡在 X 线下表现还是有差异的，主要区别见下表：

龛影特征	良性溃疡	恶性溃疡
形态	圆形或卵圆形,边缘光滑	边缘不规则,结节状
大小	多在 2.5 厘米之内,底部多光整	多大于 2.5 厘米,底部多不光整
龛影位置	胃腔外	胃腔内
狭颈征	有	无
口部透明环	大多可见	无
周围透明环	宽度一致,致密均匀,胃壁柔软	宽度不一致,致密不均匀,胃壁硬
周围黏膜	放射状,多达口部或附近口部,粗细大致相等	未达透明环即中断,呈鸟嘴状
蠕动波	可越过病区,尚有扩张和收缩功能	在病区远处消失,无收缩和扩张功能

怎样能检测出幽门螺旋杆菌

　　1983 年,澳大利亚学者 Warren 和 Marshell 首先报道了幽门螺旋杆菌,之后人们对它的研究迅速发展。目前认为幽门螺旋杆菌感染是消化性溃疡及慢性胃炎的主要原因,与胃癌有密切关系。检测方法主要有:

　　① 细菌培养:幽门螺旋杆菌是微需氧菌,内镜检查时取胃黏膜进行分离、接种、培养。如发现幽门螺旋杆菌存在,则可确诊。该诊断方法是检测幽门螺旋杆菌的"金标准",但是该方法技术要求高、时间长、检测阳性率低,临床上已较少应用。

　　② 尿素酶试验:又称快速尿素酶试验。幽门螺旋杆菌含有丰富的尿素酶,是胃内尿素酶的主要来源。尿素酶分解尿素生成氨和二氧化碳,氨是碱性化合物,可使反应液的 pH 值升高。若反应液中含有酚红作为指示剂,反应液由原

来的浅黄色变为粉红色,这就是尿素酶试验的原理。试验方法:胃镜下钳取1~2块胃黏膜组织,放入内含尿素及酚红的试液中,观察试液颜色,如变红,则为阳性。红色出现越快、越深,表明胃黏膜内幽门螺旋杆菌越多。该法灵敏度及特异性均较高,操作简便,费用低,现有商品化试剂盒出售,仅需一分钟即可读出结果,是目前临床上常用的方法。

③ 组织学检查:将胃镜下所取的一小块黏膜切片后作银染色或 HE 染色(以银染色为佳),在显微镜下所见的该细菌形态的特点即可确诊有无幽门螺旋杆菌存在。组织切片染色方法是较为可靠的方法,也是临床常用方法之一。

以上3种方法多需采取胃黏膜活检,故属创伤性的诊断方法。下面④、⑤2种属非创伤性方法。

④ 尿素呼气试验:用放射性核素标记尿素,口服后测定呼气中标记的二氧化碳的量,可间接反映尿素酶的量,属无创伤性的幽门螺旋杆菌检查方法。根据标记物的不同,可分为^{13}C尿素呼气试验和^{14}C尿素呼气试验。该试验的原理是:若胃内有幽门螺旋杆菌,口服有放射性核素标记的尿素溶液在尿素酶的作用下分解为有标记的二氧化碳和氨,经胃肠道吸收后随呼吸排出,收集呼出的气体,即可计算有标记的二氧化碳的量。如无幽门螺旋杆菌感染,则无放射性核素标记的二氧化碳呼出,即呼吸试验阴性;如阳性,表明有幽门螺旋杆菌感染。放射性核素标记尿素酶的呼气试验,尤其是^{13}C呼气试验,具有可靠、安全、无痛苦的优点,特别适于大规模流行病学调查。^{13}C是一种稳定放射性核素,无放射性辐射之虑,但测定较为复杂,费用贵。^{14}C检测费用低、简单,但有放射性,不适于孕妇及儿童,且半衰期长,污染环境。

⑤ 粪便幽门螺旋杆菌抗原试验:是近年来新开发的检测方法,具有快速、简便、标本易收集、阳性率高等优点。目

前该试验一般采用多克隆抗幽门螺旋杆菌抗体检测抗原，在根治前检测的准确性与尿素呼气试验相当，但在根治后检测准确性低于尿素呼气试验。

⑥ 血清抗幽门螺旋杆菌抗体测定：感染幽门螺旋杆菌后会在病人体内发生免疫反应，产生抗幽门螺旋杆菌抗体，抽取病人血清检查即能测出该抗体。幽门螺旋杆菌抗体测定的优点是简便、快速、价廉和无痛苦。但血清抗体阳性并不反应体内就一定存在幽门螺旋杆菌，因为慢性细菌感染诱导存在时间很长的抗原–抗体反应，幽门螺旋杆菌被根除后，血清中幽门螺旋杆菌抗体消失需要一定时间。关于幽门螺旋杆菌感染后多长时间血清中出现一定水平的幽门螺旋杆菌抗体，以及幽门螺旋杆菌被根除后，血清中抗体需多长时间才消失，目前尚无定论。文献报道，经有效治疗幽门螺旋杆菌6~8周以后，血清中幽门螺旋杆菌抗体滴度开始下降，根除幽门螺旋杆菌3个月后血清抗体水平明显下降。目前普遍认为，血清学检查在确定抗幽门螺旋杆菌治疗的长期效果方面有一定价值。目前大多用于幽门螺旋杆菌感染的流行病学调查。

明确是否有幽门螺旋杆菌感染，必须同时有上述方法中至少2种阳性，方可成立。

检测幽门螺旋杆菌为何要进行多处胃黏膜活检

检测幽门螺旋杆菌往往要求多部位胃黏膜活检，这样可以增加检测的准确性，特别是评价幽门螺旋杆菌是否根除，需多部位活检。自然情况下，幽门螺旋杆菌在胃窦部的定植频度、密度高于胃其他部位，因此活检部位首选胃窦部。由于抑酸剂的使用特别是质子泵抑制剂使用后，幽门螺旋杆菌可由胃窦部向胃体迁移，因此，人们主张诊断幽门螺旋杆菌感染时应多部位胃黏膜活检取样，多在胃窦、胃体，有时胃角也要求取样本。此外，由于幽门螺旋杆菌在胃黏膜上呈灶状分布，非连续性分布，故每一部位均要求多点取样，以增加幽门螺旋杆菌的阳性率。

治疗幽门螺旋杆菌前必须做抗菌药物的敏感性试验吗

自幽门螺旋杆菌被发现以来，人们对如何根除幽门螺旋杆菌作了大量研究，确立了一系列疗效颇佳的幽门螺旋杆菌根治方案。如目前应用的短程三联疗法：奥美拉唑＋阿莫西林＋克拉霉素，疗程 7 天，根除率可达 85％以上。但和使用抗菌药物治疗其他疾病一样，各种方案均有耐药问题。如有耐药，根除幽门螺旋杆菌的疗效就差，所以测定抗菌药物敏感性对选择抗生素有良好的指导作用。但做药物敏感试验既费钱，又费时间，一般临床上发现有幽门螺旋杆菌感染时，首先使用经典的、疗效较佳的杀幽门螺旋杆菌方案。如疗效差，经反复调整治疗方案后，幽门螺旋杆菌仍未被根除，可检测抗菌药物对幽门螺旋杆菌的敏感性试验，便于选用抗菌药物，以提高根治幽门螺旋杆菌的疗效，并不是每个病人都需要做药物敏感试验。

快速尿素酶试验对检测幽门螺旋杆菌有哪些意义

快速尿素酶试验具有操作简便易行、快速得到结果且价格低廉等优点,特别适于基层单位采用。有经验的观察者用该法诊断幽门螺旋杆菌感染的准确率高达90%以上,是诊断幽门螺旋杆菌感染较为普遍采用的方法。快速尿素酶试验的主要原理是根据试液 pH 值引起颜色变化来判断幽门螺旋杆菌感染状态,故试剂 pH 值的选择很重要。据国外文献报道,试剂 pH 值越高,假阳性越高;试剂 pH 值越低,活检标本与试剂作用的时间越长,效果更准确。快速尿素酶试验阳性结合其他幽门螺旋杆菌检测方法一项阳性,即可确诊是否有幽门螺旋杆菌感染或判断幽门螺旋杆菌是否根除。

^{13}C 或 ^{14}C 尿素呼气试验检测幽门螺旋杆菌可靠吗

^{13}C 或 ^{14}C 尿素呼气试验是临床检测幽门螺旋杆菌的常用方法,具有高敏感性(90%~100%)和高特异性(89%~100%),是目前公认为评价药物根除幽门螺旋杆菌效果的良好手段,可作为仅次于细菌培养的诊断"金标准",阳性预测值为97%左右。该方法避免了细菌培养周期长、技术要求高,更避免了胃镜活检局限性(胃黏膜标本取样不足)。但它也有假阳性或假阴性,这与放射性核素量过多或过少、放射性核素标记的尿素服用后与胃黏膜接触是否完全、口腔或胃内杂菌分解等有关。因此,目前认为如要诊断是否存在幽门螺旋杆菌感染,除呼气试验外尚需结合其他幽门螺旋杆菌检查中的一项阳性,单凭呼气试验阳性是不全面的,但用于对治疗幽门螺旋杆菌的疗效判断,呼气试验还是可靠的。

幽门螺旋杆菌有哪些
流行病学特征

　　自1982年幽门螺旋杆菌被分离培养成功以来,国内外学者进行了大量流行病学研究。经过多年的努力,有些问题已基本清楚,如在正常人群和各类上消化道疾病的流行情况等;但还有一些问题尚未明了,如传播途径、感染后的致病性等。

　　① 正常人群的幽门螺旋杆菌感染情况:影响幽门螺旋杆菌流行模式的因素包括感染率、自愈率、感染及自愈的速度等。幽门螺旋杆菌非常顽固,一旦受感染,如不采用正规方法治疗将终身受累,即自愈率接近零,感染率随年龄上升。对正常人群的大量血清抗体流行病学调查资料显示,幽门螺旋杆菌感染率随年龄上升的模式有两类:第一类为儿童易感型。儿童期为感染率剧增期,每年以3%~10%的速度急剧上升,至10岁左右感染率基本不增,进入平坦期。发展中国家包括我国属这一类型,我国幽门螺旋杆菌感染率平均为61%。第二类为感染均衡型,感染率随年龄增加的速度在儿童和成年期基本一致,以每年0.5%~1%速度上升,有些地区50岁以后感染非但不进入平坦期,而且还明显增高。这些地区过去战乱时感染率高,这些人在儿童期受感染,把感染带到现在,发达国家属于这一类型。

　　② 常见消化道疾病的幽门螺旋杆菌感染率:消化性溃疡是多因素引起的疾病,幽门螺旋杆菌感染突出,是致病因素中最重要的一环。受幽门螺旋杆菌感染人群在一生中有10%~20%人患消化性溃疡,危险率是不受感染人群

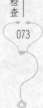

的 3~4 倍。十二指肠溃疡病人幽门螺旋杆菌感染率极高,达 90％~100％,平均 95％。胃溃疡病人检测幽门螺旋杆菌感染率比十二指肠溃疡低,感染率为 60％~100％,平均 84％。我国胃溃疡病人的感染率为 72％。幽门螺旋杆菌感染是胃癌致病的重要因素,胃癌病人幽门螺旋杆菌感染率在 80％以上,感染幽门螺旋杆菌者胃癌发病危险率为 2.3％~6.4％。幽门螺旋杆菌感染时间越长,危险率越高,4 年为 2.1％,14 年达 8.7％。胃淋巴瘤,特别是黏膜相关性淋巴组织(MALT)淋巴瘤与幽门螺旋杆菌感染关系更明确,90％以上的该病病人合并幽门螺旋杆菌感染。根除幽门螺旋杆菌,可使早、中期 MALT 淋巴瘤逆转。

③ 幽门螺旋杆菌传播方式:幽门螺旋杆菌传播途径至今尚未完全明了。在自然环境中,幽门螺旋杆菌仅寄居于人类,人是唯一传染源,人与人之间传播是唯一的传播途径。究竟是通过粪→口传播、口→口传播,还是其他途径传播,目前尚有争论。流行病学调查资料显示,性别、饮食生活习惯、烟酒嗜好、饮用水源等因素与幽门螺旋杆菌感染率无显著关系,年龄、社会经济状况、教育程度、卫生条件、居住环境、职业等因素与感染率明显相关。贫穷、教育程度低、卫生差、居住拥挤、儿童与其母或保姆同床等都是幽门螺旋杆菌感染的高危因素,职业如胃肠科医护人员受感染的可能性较大。在医疗过程中由于器械引起传播越来越受到重视,其中胃镜检查引起的幽门螺旋杆菌医源性传播尤其突出。在检查幽门螺旋杆菌阳性病人后,用聚合酶链反应(PCR)法可发现 61％胃镜表面和内道受幽门螺旋杆菌感染,活检钳感染更为严重,故对内镜应彻底消毒。我国是幽门螺旋杆菌高发区,医源性传播可能更普遍。

何谓胃液分析

胃液分析是指抽取胃液并进行有关指标（如胃酸）的测定和检查，从而诊断胃内疾病的一种古老方法。现在由于各种检测手段的提高，胃液分析已较少使用了，但它仍是胃分泌功能的客观指标。胃液分析包括：

① 一般性状检查：包括量、色、异味、组织碎片、有无食物残渣、黏液的多少等。一般空腹胃液量为 50 毫升，最多不超过 100 毫升。胃液增多见于十二指肠溃疡、卓－艾综合征。胃液正常多为清晰、无色液体，如红色表示有新鲜出血，棕褐色或咖啡色提示有陈旧性出血，多见于消化性溃疡和胃恶性肿瘤，胃液中组织样碎片可进行病理检查，胃内有食物残渣表示存在幽门梗阻。

② 胃酸分泌的测定：纯胃酸中总酸浓度为 125～165 毫摩/升，基础酸排量为 2～5 毫摩/小时，男性多于女性，50 岁以后分泌速度有所下降。五肽胃泌素刺激后的最大酸排量为 15～20 毫摩/小时。十二指肠溃疡病人胃酸分泌增加，基础酸排量高于正常值，很少有无酸状态，大于 5 毫摩/小时有诊断意义，其最大酸排量可高达 40 毫摩/小时以上。卓－埃综合征的基础酸排量大于等于 15 毫摩/小时，高于正常人 3～6 倍，基础酸排量/最大酸排量大于 0.6。胃溃疡胃酸量不高，其基础酸排量和最大酸排量低于正常人。五肽胃泌素刺激后，如胃酸 pH 值不能降至 7 以下，可认为胃酸缺乏。如有胃酸缺乏，应高度怀疑胃癌或恶性贫血。胃液分析的影响因素较多，对疾病诊断的特异性较差，各种胃病的胃酸值与正常人有重叠，现临床较少使用，它对消化性溃疡的诊断也仅供参考。

诊断消化性溃疡一定要做胃液分析吗

消化性溃疡的诊断主要依赖病人症状、X线钡餐检查或胃镜检查,胃液分析对消化性溃疡的诊断仅供参考,并非一定要做。通过胃液分析,可以了解病人的基础酸分泌量及最大酸分泌量,是胃酸分泌情况的一个客观指标。由于影响胃酸分泌的因素较多,如病人性别、年龄、精神因素、食欲好坏、有无吸烟嗜好等,因而对疾病诊断的特异性较差,仅对十二指肠溃疡和胃泌素瘤的鉴别诊断有一定意义。随着胃镜的推广与发展,对于消化性溃疡诊断已基本不用胃液分析了。

诊断消化性溃疡做大便隐血试验有意义吗

大便隐血试验是一个快速、方便、价廉的检测方法,大便隐血阳性表明消化道有出血。只要消化道出血大于5毫升,大便隐血试验即可出现阳性。活动性消化性溃疡或溃疡合并出血,大便隐血常呈阳性,但不是诊断消化性溃疡的直接依据,因为引起大便隐血阳性的原因除溃疡外,还有胃癌、食管癌、食管炎,小肠、大肠病变。故大便隐血检测不能用于诊断消化性溃疡。但消化性溃疡病人大便隐血阳性,提示溃疡有活动;如大便隐血强阳性,提示消化性溃疡合并出血。出血停止,大便隐血转阴。同其他检查一样,大便隐血也存在假阳性,如进食肉类、动物内脏或动物血液后,大便隐血也可呈阳性。为了能得到准确的结果,检查前最好素食3天。

诊断消化性溃疡一定要做 B 超检查吗

B 超是一种无痛苦、无创伤的检测方法,普遍被人们接受。利用超声的脉冲反射,确定组织有无病变,可多方位、多角度探测,对腹部实质性脏器,如肝、胆、胰、脾、肾、膀胱、子宫、卵巢、淋巴结等均有较高的诊断价值,对有明显肿块的胃癌、肠癌有时也有一定的参考价值。但胃或十二指肠溃疡仅为胃壁或肠壁上很小的缺损,B 超很难探测出来,因此 B 超对消化性溃疡无诊断价值,只能作排除腹腔内其他脏器的病变。

胃电图能诊断消化性溃疡吗

胃肌肉由平滑肌细胞组成,具有肌电活动,胃电图即是用体表电极无创伤地记录胃电活动的技术,主要反映胃对外源性刺激的反应,用于判断胃动力障碍性疾病,如胃动过速、胃动过缓。故对一些易引起胃肠动力变化的疾病,如胃轻瘫、假性小肠梗阻、功能性消化不良等的诊断有一定帮助。消化性溃疡无特异的胃内节律表现,胃电图不能用于诊断消化性溃疡,也无参考价值。

消化性溃疡病人怎样知道溃疡又复发了

多年来,尽管许多强有力的消化性溃疡药物先后问世,缩短了溃疡的愈合时间,但复发问题始终没有解决,一直困扰着病人和临床医生。如何知道溃疡又复发了呢? 以下两种情况提示溃疡可能复发了:a. 已消失的消化性溃疡症状,如胃痛、反酸等,溃疡复发时,症状又会再次出现。b. 文献报道,不用维持治疗时,无症状消化性溃疡占复发性溃疡25%;用 H_2 受体阻滞剂进行维持治疗后,无症状消化性溃疡的比例占复发性溃疡的 60%~70%。所以,对无症状性溃疡或长期维持治疗的消化性溃疡病人,应定期检测大便隐血,并进行胃镜检查,才能及时发现是否有溃疡的复发。

怎样区别消化性溃疡与胆绞痛

消化性溃疡与胆石症或胆管病变均有腹痛,都可表现为中上腹或右上腹痛,有时较难区别。但是通过仔细询问病史、体格检查及做相应的辅助检查后还是可以鉴别的。消化性溃疡的疼痛一般以中上腹为主,疼痛往往为钝痛,典型者疼痛有节律性,与进食有关。十二指肠溃疡往往为空腹痛、夜间痛,进食后能部分缓解,胃溃疡往往为饱餐痛。消化性溃疡的疼痛用止酸药及 H_2 受体阻滞剂(如雷尼替丁、法莫替丁、西咪替丁(泰胃美))或质子泵抑制剂(如奥美拉唑、兰索拉唑)治疗后,疼痛能迅速缓解,X 线钡餐或胃镜检查能明确诊断,消化性溃疡疼痛发作时无明显发热及白细胞增加。胆管病变的疼痛为绞榨样(常见的为胆结石病),多位于右上腹,发病前往往有油腻物进食史,其疼痛为持续性,阵发性加剧,常放射到肩胛区。可有发热、黄疸,胆绞痛被称为"Charcot 三联征",体检发现 Murphy 征阳性,外周血象常有白细胞及中性粒细胞增高,B 超可发现胆囊及胆管的病变而明确诊断。胆绞痛用止酸药，疼痛无缓解，消炎解痉治疗后有时腹痛能缓解，有些病人需要进行急诊手术治疗。

怎样区别消化性溃疡与心绞痛

位于贲门、高位胃体及胃底部的溃疡可表现为左胸部疼痛，易与心绞痛相混淆。消化性溃疡的疼痛有周期性、节律性，用止酸药能缓解，胃镜检查能明确溃疡诊断。但心绞痛病人往往有冠心病基础，好发于 40 岁以上，吸烟、高血脂、高血压及糖尿病是其高危因素，疼痛发生在胸骨后，呈压榨、紧缩、沉重胀闷性痛，常持续 1～15 分钟，多为 3～5 分钟，可自行缓解，用扩血管药如硝酸甘油片舌下含服后能迅速缓解，疼痛可向左肩胛及左臂放射。疼痛范围如一手拳大小。心绞痛的诱发因素多为劳累、饱餐、情绪激动或过度抑郁。有些自发性心绞痛可在无任何明显诱因下出现。心绞痛发作时心电图应有缺血性改变。

消化性溃疡合并幽门梗阻时能做胃镜检查吗

幽门梗阻病人也可做胃镜检查。虽然胃镜检查对其诊断并非必要，但该检查可为幽门梗阻的病因提供确切的诊断依据。胃镜检查可以看出幽门狭窄、黏膜水肿或黏膜脱垂，以及瘢痕性狭窄等不同病理变化，并可以看出溃疡的大小、位置与形态，对可疑恶性的病例，还可做活组织检查。在大部分情况下，胃镜不能通过幽门狭窄的地方，故狭窄后段是看不清楚的。有幽门梗阻需做胃镜检查，必须先洗胃，否则因胃内容物潴留，检查不能看清病变。

❧ 怎样判断幽门梗阻的程度 ❧

幽门梗阻常根据其梗阻程度分为完全性幽门梗阻和不完全性幽门梗阻。不完全性幽门梗阻临床症状较轻，不摄食时（如早餐前）可完全无症状。完全性幽门梗阻症状明显：持续性呕吐，摄入食物几乎全部吐出，并出现胃型、蠕动波，空腹时胃有振水音等体征。由于无食物通过肠道，常伴便秘。可作胃的盐水负荷试验和清淡饮食负荷试验，来判断梗阻是否缓解。盐水负荷试验：先将胃内积存的内容物抽吸干净，然后在 3~5 分钟内注入生理盐水 700 毫升，30分钟后再抽出胃内盐水。若抽出液超过 350 毫升，可认为有梗阻存在。这方法简单易行。清淡饮食负荷试验：饮食后观察其排空，比空腹抽取胃液更符合生理条件。就试日让病人进清淡少渣低脂饮食，下午 6 时前晚餐量不限，以后禁食至晚上 10 时，插胃管抽尽胃液。正常餐后 4 小时，胃液应少于 200 毫升，如超过 300 毫升，表示排空延迟。幽门梗阻病人餐后 4 小时胃液大于 1 000 毫升，继续进行试验，如第 2 天、第 3 天抽出量逐渐减少，表示胃潴留由痉挛或水肿引起。如仍然大于 1 000 毫升，表示有幽门梗阻。

消化性溃疡合并急性穿孔时能做胃镜检查吗

消化性溃疡合并急性穿孔是做胃镜检查的主要禁忌证之一。怀疑消化道穿孔或近期已穿孔者不能做胃镜检查，因为胃镜检查会加剧溃疡穿孔的病情。诊断消化性溃疡合并穿孔主要依靠 X 线检查，发现膈下游离气体。试探性腹腔穿刺抽出液为渗出液，也是诊断依据之一。此外，血白细胞和中性粒细胞、血淀粉酶的升高也有助于诊断。

消化性溃疡合并大出血做急诊胃镜一定要洗胃吗

胃镜检查可准确诊断溃疡出血，直接观察出血的情况，并进行止血治疗，故急诊胃镜已成为消化性溃疡合并出血病人的主要诊断和治疗方法。消化性溃疡合并大出血病人如出血量大，血压降低，以致休克，应在抢救和输血后进行急诊胃镜检查。如果在胃镜检查之前，由于胃部有大量血凝块或积食，操作者不能确定溃疡出血的位置，可以在胃镜辅助下另放入一胃管，进行洗胃，然后再做详细胃镜观察，一般不需要插管洗胃后再做胃镜。如病人刚摄入大量饮食，可在数小时后，等这些食物从胃内排空后再做胃镜。

血红蛋白、血细胞比容能判断消化性溃疡大出血的程度吗

消化性溃疡大出血病人均有急性失血后贫血，其程度与出血量有关。在出血早期，由于失血时血红蛋白和血浆以同样比例丢失，故血红蛋白测定、红细胞计数与红细胞比容并无变化。所以，在出血早期不能成为出血量多少的指标。一般在出血 3~4 小时后，组织液才开始渗入血管，使血液稀释，一般 24 小时才明显出现血红蛋白和血细胞比容下降。如继续下降，表示还在继续出血。一般认为，消化性

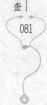

溃疡病人合并轻度出血者血红蛋白常无变化;中度出血者血红蛋白为 70~100 克/升,失血量为 800~1 000 毫升;重度出血者血红蛋白低于 70 克/升,失血量大于 1 500 毫升。

消化性溃疡合并大出血可以做胃镜吗

在飞速发展的医学中,消化内镜无疑是发展得最快的分支之一。现在认为,胃镜是明确上消化道出血的病因、并作治疗的最佳方法,上消化道大出血的病人均应及时做胃镜检查。有些病人因溃疡表浅,愈合很快,不及时做内镜检查,往往找不到出血的病因。尽管溃疡病是上消化道出血的主要原因,但胃癌、肝硬化胃底食管静脉曲张破裂出血也是常见病,只有及早做胃镜,明确病因后才能正确施治。更何况胃镜下止血是消化性溃疡合并大出血时,几乎所有病人都能很好耐受。只有极少数病人因出血量太大引起休克。高龄多病,体质极度虚弱,应积极创造条件,及时做胃镜,并在胃镜下止血。

怎样鉴别消化性溃疡与食管静脉曲张破裂出血

消化性溃疡出血和食管静脉曲张破裂出血,虽然都是上消化道出血的常见原因,但两者的治疗方法不同,预后也不同,需迅速明确地加以区别。食管静脉曲张破裂出血大多由肝硬化引起。这类病人一般有长期的肝病史,而且因是胃底食管静脉出血,一般出血量较大,呕血多见,血色暗红或鲜红;体检发现黄疸、肝掌、蜘蛛痣,腹壁静脉怒张,肝脾肿大，腹腔积液征呈阳性，下肢水肿等肝硬化表现；实验室检查示肝功能异常，凝血酶原时间延长，白球蛋白比例倒置，血白细胞、血小板减少，影像学检查示肝硬化、脾肿大。溃疡病人合并出血往往有慢性、周期性、节律性的中上腹痛，饮食可缓解，体检除腹部会有轻压痛外，其他均无异常。肝硬化病人易患消化性溃疡，除可并发胃底食管静脉曲张破裂出血外，也会因溃疡病合并出血。目前可做急诊内镜，对这两种病的鉴别不会有困难。

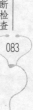

消化性溃疡病人
应掌握
哪些基础医学知识

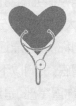

姓名 Name　　　　　　　　性别 Sex　　　年龄 Age

住址 Address

电话 Tel

住院号 Hospitalization Number

X 线号 X-ray Number

CT 或 MRI 号 CT or MRI Number

药物过敏史 History of Drug Allergy

胃的解剖结构是怎样组成的

胃是消化道最庞大的部分,位于腹腔上部,呈 S 型,上接食管,下连十二指肠球部。胃的形状随胃内含食物的量、人的体位而变动。正常成人胃的容量约为 1 500 毫升,是一个舒缩性很强的器官。在中等充盈情况下的胃位于左上腹,其中大部分位于左季肋,少部分位于上腹部。胃连接食管的入口称贲门,靠近贲门处称贲门部,贲门部左侧的膨出部分称胃底,贲门以下胃的中部称为胃体,胃体的下部称幽门部,也称胃窦部,是溃疡病的好发部位,其与十二指肠相连的出口称幽门。幽门如闸门,控制食物只准出不准返回胃中。胃朝前上方的一侧称胃前壁,朝后下方的一侧称为后壁。前壁和后壁相连的上缘称为胃小弯,胃溃疡最易发生在这里。下缘称为胃大弯。胃的贲门及幽门位置比较固定,贲门位于第 11 胸椎的左侧,幽门位于第 1 腰椎的右侧。

胃壁有哪些组织结构

胃壁的组织分胃黏膜层、黏膜下层、肌层和浆膜层。胃黏膜层由表面柱状上皮、腺窝、腺体、固有层和黏膜肌层构成。其中固有层内含有紧密排列的大量腺体,主要有贲门腺、幽门腺和胃体腺 3 类,胃体腺由主细胞、壁细胞、颈黏液细胞和内分泌细胞组成。黏膜下层由疏松的纤维结缔组织构成。肌层分内斜、中环和外纵肌 3 层。浆膜层为疏松的结缔组织,内含血管、淋巴管和神经纤维。

十二指肠解剖结构是怎样的

十二指肠为一管状器官,长为 25~30 厘米,上接幽门,下连空肠。十二指肠大部分位于腹膜后,它形成 C 字形弯曲,包绕胰头。十二指肠的第一段长 5 厘米,也即是通常称的十二指肠球部,是十二指肠溃疡的好发部位,起始于幽门,向上向后到第 1 腰椎水平的右侧,其上前方为肝和胆囊。第二段即十二指肠的降部,长约 8 厘米,在该段的中部稍下有十二指肠乳头,主胰管和胆总管开口于此,其段前方为横结肠。该段的开始部分是临床上少见的球后溃疡的好发部位。第三段即十二指肠的水平部,长约 10 厘米,其前方有肠系膜上动脉,背面有胆总管和腹主动脉等重要器官。第四段较短而游离,长约 5 厘米,沿主动脉的左侧上行,然后下降,终止于屈氏韧带。

十二指肠有哪些组织结构

十二指肠壁的组织结构也由黏膜层、黏膜下层、肌层与外膜组成。与胃不同,十二指肠腔面隆起形成许多环形皱襞和绒毛。黏膜由上皮(可分为 3 种细胞类型,即单层柱状细胞、杯状细胞和内分泌细胞)、固有层(其内含淋巴细胞、浆细胞、巨噬细胞、分散的平滑肌细胞等)和黏膜肌层组成。黏膜下层由疏松的纤维结缔组织构成,内有较大的动脉、静脉、淋巴管和黏膜下神经丛。肌层由内环行和外纵行两层平滑肌构成,两层之间有肠肌间神经丛。外膜中段为纤维膜,余为浆膜,由薄层结缔组织和脂肪组织构成,内含血管与淋巴管。

胃有哪些生理功能

现代医学研究发现,胃具有接受、储存、分泌、消化、运输等多种功能。

① 接受功能:食物经口腔、食管进入胃内。如果胃的贲门功能障碍,食物可能难以顺利进入胃。

② 储存功能:胃是一个舒缩性很强的器官。当食物进入胃内,胃壁随之扩展,以适应容纳食物的需要,这就是胃的储存功能。不仅如此,胃壁还具有良好的顺应性,使胃内的压力与腹腔内的压力相等。当胃内容量增加到1 500毫升时,胃腔内的压力和胃壁的张力有轻度的增高,这时就感到基本"吃饱"了。

③ 分泌功能:胃液是由胃黏膜内不同细胞所分泌的消化液,主要成分有壁细胞分泌的盐酸;主细胞分泌的胃蛋白酶原;黏膜表面黏液细胞、黏液颈细胞和贲门腺、幽门腺和胃底腺的黏液细胞所分泌的黏液以及壁细胞分泌的内因子等。

④ 消化功能:在胃黏膜分泌胃酸和胃蛋白酶原的共同作用下,能使食物中的蛋白质初步分解消化,还能杀灭食物中的细菌等微生物。

⑤ 运输及排空功能:食物一旦进入胃内可刺激胃蠕动,起始于胃体上部,逐渐向幽门蠕动。胃蠕动能使食物与胃液充分混合,使食物形成半液状的食糜。食糜进入胃窦时,胃窦起排空作用,将食糜送入十二指肠,由此完成胃的最后一项工作。

胃液主要有哪些成分

人的胃液为无色,呈酸性反应的液体,其酸碱度(pH)为1.0~1.5。成人每天分泌的胃液量为1.5~2.0升,分泌量可因食物成分、精神因素、内分泌激素以及其他刺激性因素的影响而有差异。胃液主要由胃酸、胃蛋白酶、黏液、碳酸氢盐、内因子等组成。

胃酸一般指盐酸,是由胃壁细胞分泌的,其分泌量与胃壁细胞的数目呈正相关。盐酸主要作用是激活胃蛋白酶原,使其转变为胃蛋白酶,还为胃蛋白酶作用提供适宜的酸性环境,促进食物中蛋白质变性,使之易于消化;有抑菌和杀菌作用;作用于十二指肠黏膜,促进促胰液素的分泌;有助于钙、铁的吸收。胃蛋白酶是胃液中最重要的消化酶,它主要是由胃黏膜的主细胞分泌的胃蛋白酶原经过胃酸作用转化而成,它只在酸性较强的环境中才能发挥作用,参与蛋白质的消化,胃液pH 1~3时,具有最大的分解蛋白质活性。黏液是由胃上皮细胞和胃腺颈黏液细胞以及贲门腺和幽门腺共同分泌的,它具有黏滞性和水不溶性的糖蛋白凝胶,构成黏液层,这黏液凝胶层覆盖于黏膜上皮表面,在正常生理状况下,它处于分泌和降解的动态平衡中。由于在黏液层这道防线的保护机制作用下,黏膜表面才能经得起食物、化学、机械和渗透压的强烈刺激,进而保护胃黏膜全层的功能。黏液层是胃黏膜屏障的重要组成部分。内因子是一种糖蛋白,由胃泌酸细胞分泌。内因子分泌是持续性,迷走神经兴奋、组胺和胃泌素刺激均能引起内因子分泌增多。内因子的主要作用是参与对维生素 B_{12} 的吸收。

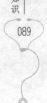

❧ 什么叫胃酸 ❧

胃酸,即胃液中的盐酸,它是由胃腺壁细胞分泌的。胃酸在胃液中有两种存在形式:一种是离解的,称为游离酸;另一种是与蛋白质结合成盐酸蛋白盐,称为结合酸,两种酸总和称为总酸。在纯胃液中,总酸的浓度为 1.7~8.3 毫摩/升,平均为 5 毫摩/升。游离酸为 0~5 毫摩/升,平均为 3 毫摩/升。胃液中盐酸的量通常以单位时间内分泌盐酸的摩尔数表示,称为盐酸排出量。正常人空腹时盐酸排出量(基础酸排出量)为 4.16±3.90 毫摩/小时。食物刺激后的酸排出量(最大胃酸排出量)为 16.26±8.61 毫摩/小时。男性的酸分泌量多于女性,这是由于雄激素可以促进胃酸分泌。另外,胃酸还受到年龄、某些药物和疾病的影响,50 岁以后胃酸分泌速率下降,组胺、胃泌素和迷走神经兴奋均可增加胃酸排出量。

❧ 胃腺内的壁细胞是 怎样分泌胃酸的 ❧

大家公认,胃酸是壁细胞的产物。促进胃酸分泌的内源性化学物质有 3 种:乙酰胆碱、胃泌素及组胺。乙酰胆碱是神经介质,为迷走神经传出神经元释放。当人们视见、品尝、咀嚼或想象美味食物时,迷走神经兴奋释放乙酰胆碱。胃泌素是由胃腺中胃泌素细胞(G 细胞)释放的消化道内分泌素。食物蛋白质是最强的胃泌素释放剂,但迷走神经兴奋、钙离子、镁离子等阳离子及胃窦碱化也可促进胃泌素释放,而胃窦腔中的酸抑制其释放。组胺由肥大细胞释放,肥大细胞分布于壁细胞的附近。一旦肥大细胞释放出组胺,组胺即弥散通过细胞间隙抵达壁细胞。以上3种物质分别作用于壁细胞膜上相应的乙酰胆碱受体、胃泌素受体和组胺受体(主要是 H_2 受体),引起胃酸分泌。其中组胺的泌酸作用最强。在 20 世纪 80 年代应用于临床的 H_2 受体拮抗剂,是一种很强的抑酸药物。

目前,壁细胞的产酸过程尚未完全清楚。一般认为,胃酸是在壁细胞的分泌小管膜上形成的,分泌小管膜与胃腔相通。目前已知氢离子的分泌是靠质子泵来实现的,质子泵是镶嵌于小管膜内的离子转运蛋白,兼有转运氢离子、钾离子和催化三磷腺苷水解的功能,被称为氢、钾-三磷腺苷酶。壁细胞膜上3种受体被激活,通过第二信使(环磷腺苷和钙离子),把信息传递至质子泵,使酸分泌,故质子泵是壁细胞泌酸的最后一步。目前应用的质子泵抑制剂,是阻断所有刺激胃酸分泌的药物。

胃酸有哪些生理功能

胃液是由胃黏膜内不同细胞分泌的消化液,其主要成分有壁细胞所分泌的盐酸,主细胞所分泌的胃蛋白酶原。胃酸在体内具有多种功能:a. 促进胃蛋白酶原转化为胃蛋白酶,以协助食物中蛋白质成分的水解。当胃酸过低,胃内 pH >4.5 时,胃蛋白酶活力消失。b. 杀灭细菌。过度抑制胃酸可使胃内,甚至肠内的细菌生长。c. 胃酸还可以促进肠道对铁和钙的吸收。酸性的胃液可以使含铁的食物分离出可溶性的高铁盐类,后者转化为亚铁离子或是变为亚铁络合物,易于被小肠吸收。d. 具有促进或抑制一些胃肠激素释放的作用,如促进胰激素自小肠的释放和抑制胃泌素的释放。

胃酸分泌过少或胃酸缺乏,主要见于胃体萎缩性胃炎、胃癌及恶性贫血病人,常可产生上腹胀、食欲下降等临床症状;酸分泌过多主要见于十二指肠溃疡病人,胃酸过多是十二指肠溃疡的原因之一。总之,胃酸不论对正常消化生理,还是对于疾病的发生都有着重要意义。

幽门螺旋杆菌是怎么一回事

早在一个世纪前有人发现胃内存在螺旋状微生物。由于长期未受到重视,直至 1983 年,澳大利亚学者 Warren 和 Marshall 报道:从胃内成功地分离出"未鉴定的弯曲状杆菌",才引起医学界的广泛兴趣。从各方面进行了深入的研究,到 1989 年才正式将其命名为幽门螺旋杆菌。

幽门螺旋杆菌属革兰阴性细菌,是一种专性微需氧菌,该菌含有丰富的尿素酶。幽门螺旋杆菌的自然定植部位在胃黏膜上皮细胞表面和胃黏液的底层。幽门螺旋杆菌在胃窦部数量最多,胃体和胃底较少。幽门螺旋杆菌产生的毒素和有毒性作用的酶能破坏胃黏膜屏障,使机体产生炎症和免疫反应,增加胃泌素的分泌,最终导致一系列疾病的形成。多数研究认为,人是唯一的传染源,人与人之间传播是唯一传播途径,可能为粪→口,或口→口传播。已明确幽门螺旋杆菌感染随年龄增加而上升,国内流行病学调查显示:人群中的幽门螺旋杆菌感染率为 60% 左右,发展中国家比发达国家高,与社会经济状况、种族等因素有关。流行病学调查资料显示,性别、饮食生活习惯、烟酒嗜好、饮用水源等与幽门螺旋杆菌感染无显著关系,年龄、社会经济状况、教育程度、卫生条件、居住环境、职业等因素与感染率明显相关。

胃有哪些疾病与幽门螺旋杆菌感染有关

大家早已知道幽门螺旋杆菌感染是慢性胃炎最常见的致病原因。近来幽门螺旋杆菌在消化性溃疡发病学上的重要作用也已被大家所共识。越来越多的流行病学研究表明，除非类固醇消炎药所致的溃疡外，几乎所有消化性溃疡，尤其是十二指肠球部溃疡均可查到幽门螺旋杆菌感染的证据。同时越来越多的临床研究也表明，溃疡病的复发与幽门螺旋杆菌未根除或再次感染有关。在幽门螺旋杆菌与胃癌的关系上，目前认为幽门螺旋杆菌可增加胃癌发生的危险性，同时认为幽门螺旋杆菌与肠型和弥漫型胃癌均有关。幽门螺旋杆菌与功能性消化不良的关系一直未能有肯定的结论，但有一点可以肯定：幽门螺旋杆菌阳性的功能性消化不良，根除幽门螺旋杆菌对改善胃黏膜的活动性炎症是有作用的。对于幽门螺旋杆菌与原发性胃淋巴瘤，特别是低度恶性 B 细胞淋巴瘤（又称 MALT 淋巴瘤）的相关性，近年来已被大家公认。

何谓胃黏膜屏障

正常情况下，胃黏膜具有强大的保护作用，它不仅能防止胃液中的胃酸和胃蛋白酶的强大消化作用，还能抵御各种食物的摩擦、损伤及刺激，从而保护黏膜的完整性。胃黏膜的这种作用称为胃黏膜屏障。

胃黏膜屏障由黏液层和上皮细胞组成。在正常情况下,黏液是一种糖蛋白,不断去除与更新。正常健康人胃黏膜上皮细胞的寿命为 1~6 天,以每分钟 50 万个的速度脱落,每 3 天全部更新一次,这种正常的细胞更新,保证了黏膜具有强大的防御功能。覆盖于胃黏膜上的厚黏液层为第一道防线,它将胃黏膜与胃腔内的胃酸、胃蛋白酶以及各种损伤因素隔离开来。胃黏膜上皮细胞还能分泌重碳酸盐,可与渗透至黏液层的酸中和,防止酸直接与上皮细胞接触造成损伤。正是因为胃黏膜屏障的特殊保护作用,才使胃壁免受有害物质的损伤。

什么叫胃蛋白酶,与消化性溃疡有何关系

胃蛋白酶是胃液中主要的消化酶,是由胃腺的主细胞所分泌,主细胞分泌的是胃蛋白酶原。胃蛋白酶原本身无活性,只有在酸性条件下才能被激活成为有活性的胃蛋白酶。不仅胃蛋白酶原转化为胃蛋白酶需要胃酸参与,而且胃蛋白酶的活性与胃酸也有直接的关系。据研究,当胃内 pH<4.5 时才有激活转化作用,胃内 pH 在 1.8~3.5 之间胃蛋白酶活力最强。

消化性溃疡的发生与胃蛋白酶有关。胃蛋白酶与胃酸一起对胃黏膜的消化、侵蚀导致溃疡的形成。目前已发现迷走神经兴奋、消化道激素和肽类可刺激胃蛋白酶原分泌增加。进一步发现主细胞分泌胃蛋白酶原的受体,阻断这些受体可减少胃蛋白酶原的产生,从而减弱胃蛋白酶对胃黏膜的消化侵蚀作用,有利于溃疡的愈合。

何谓消化性溃疡的防御因子

　　保护胃及十二指肠黏膜免受胃酸、胃蛋白酶、胆汁、胰酶等损伤的因素称消化性溃疡的防御因子,包括黏液－重碳酸盐屏障、上皮层完全性的整复和重建、黏膜血流和酸碱平衡、内源性前列腺素 E、巯基、胃肠激素等。在正常情况下,由于黏液是一种糖蛋白,且不断去除与更新,可保护黏膜润滑免受胃酸－胃蛋白酶及某些物理机械性损伤,重碳酸盐与黏液共同构成黏液－重碳酸盐屏障,覆盖在胃、十二指肠黏膜上起到很强的化学、物理黏膜保护作用。上皮层完全性的整复或重复、黏膜血流和酸碱平衡是保持正常黏膜完整性的重要因素。内源性前列腺素可刺激黏液及碳酸盐分泌,增加黏膜血流,增强损伤后黏膜再生,并且对黏膜还有营养作用。胃肠激素中生长抑素可视为胃黏膜的局部防御因子。表皮生长因子对维持黏膜的完整性可能有重要的生理意义。胃泌素对胃黏膜具有营养作用,也可增强黏膜的抵抗损伤能力。以上因素如有缺陷,易发生消化性溃疡。

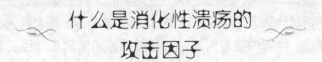

什么是消化性溃疡的
攻击因子

　　在消化性溃疡的攻击因子中胃酸属主要因素之一。许多资料阐明,正常健康人壁细胞约有 10 亿个,十二指肠溃疡病人的壁细胞多达 18 亿~20 亿个,数量增多的壁细胞能分泌大量胃酸。在十二指肠溃疡病人中胃基础泌酸量及胃最大泌酸量显著较正常健康人为高。胃酸对黏膜的直接损伤与其同胃蛋白酶结合在一起造成对黏膜的"消化作用",故胃酸成为损伤黏膜的重要攻击因子。近年来研究证实,幽门螺旋杆菌感染也是引起消化性溃疡的十分重要的攻击因子,其他胃蛋白酶、胆汁、胃泌素等多为致溃疡的攻击因子。此外,尚有许多外来的攻击因子,如乙醇可直接损伤胃及十二指肠黏膜,高浓度乙醇可引起胃黏膜充血、水肿、出血、糜烂,甚至缺血性坏死。药物如阿司匹林及非类固醇消炎药进入胃后,破坏胃黏膜屏障、抑制前列腺素合成。吸烟可使胃酸分泌增多,幽门括约肌关闭不全使胆汁及十二指肠液返流入胃,使胰腺分泌碳酸氢盐减少,胃排空时间延长,导致胃、十二指肠黏膜损伤,这些也被认为是消化性溃疡的攻击因子。

什么是消化性溃疡

消化性溃疡是指胃肠黏膜层的局部缺损,其直径一般为0.3~2.5厘米,深度可达黏膜肌层,也可深达黏膜下层,愈合后常有瘢痕形成。之所以称为"消化性",是因为既往认为溃疡的发生是由于胃酸和胃蛋白酶对黏膜自身消化所形成,其实胃酸和胃蛋白酶只是溃疡形成的主要原因之一,还有其他原因可促成溃疡,故消化性溃疡是多因素病因的疾病。当胃内侵袭因素超过黏膜保护机制时即可引起溃疡,至今一直沿用"消化性溃疡"之名。

消化性溃疡的发病率
是否存在地区差异

从目前大量资料显示,消化性溃疡的发病率确实存在地区性差异,如不同时期消化性溃疡的发病率存在显著的地区差异。欧洲一些国家自 20 世纪 60 年代以来,消化性溃疡发病率呈现下降趋势,而我国香港地区则相反,1970 ~ 1980 年间,消化性溃疡年发病率一直逐年上升。另外,同一国家不同地区间消化性溃疡患病率也存在差异。经研究发现,我国南方地区患病率明显高于北方地区,这可能与饮食有关。在澳大利亚消化性溃疡发病率,东海岸明显高于西海岸。溃疡病发病率存在地区差异,这种差异可能与不同的环境因素及膳食结构有关。

何谓胃糜烂

胃糜烂是指胃黏膜破损不穿过黏膜肌层。病变可局限于胃窦、胃体或弥漫分布于全胃。显微镜下可见中性粒细胞和单核细胞的浸润,腺体因水肿、出血而扭曲,糜烂处表面上皮细胞有灶性剥落。急性胃糜烂是以胃黏膜多发性糜烂为特征的胃炎,常伴有出血,也可伴有急性溃疡形成。该病约占上消化道出血病例的 20%。非类固醇消炎药、烈性酒可严重破坏胃黏膜屏障而导致氢离子及胃蛋白酶的反弥散,引起胃黏膜损伤,发生出血和糜烂。严重创伤、大手术、大面积烧伤、颅内病变、休克、败血症等的严重应激状态更是急性胃糜烂常见的原因。十二指肠液返流与食物变质、粗糙和不良的饮食习惯也是导致胃糜烂的原因。

消化性溃疡有哪些病理形态

十二指肠溃疡好发于十二指肠球部,前壁比较常见。十二指肠溃疡以单发为多,也可多发。肉眼或胃镜观察时,十二指肠溃疡呈圆形或不规则圆形,也有呈椭圆形或线形者。溃疡长径常介于 3~15 毫米,溃疡底部往往附有灰白苔,周围黏膜常有充血和水肿。胃溃疡多发生于胃窦胃体交界的小弯侧,少数也可发生在胃窦、胃体和幽门的前方。胃溃疡的边界常较清楚,多为单发。大小常介于 5~20 毫米之间,偶有巨大溃疡,直径大于 25 毫米,需与恶性溃疡鉴别。

患消化性溃疡有哪些病因

消化性溃疡病存在多种可能的病因,包括生物性、物理性和化学性的病因,它们通过不同的发病机制加强对黏膜的侵袭、减弱黏膜的防御。当对胃肠道黏膜的侵袭因素超过防御因素时,就会发生溃疡病。目前认为,幽门螺旋杆菌是大多数消化性溃疡,特别是十二指肠溃疡的主要病因。已得到肯定的常见病因还包括非类固醇消炎药和应激状态,这两者可引起不同程度的胃肠道黏膜病变,包括急、慢性溃疡。一定水平的胃酸存在是绝大多数消化性溃疡发病的必要条件。少数消化性溃疡可能继发于病毒感染等少见病因。营养和吸烟等因素与溃疡病的发生也有一定关系。

消化性溃疡有哪些发病机制

消化性溃疡的发生是胃肠道黏膜的侵袭因素超过黏膜自身保护因素的防御能力的结果。侵袭因素主要包括胃酸、胃蛋白酶和幽门螺旋杆菌,此外还有胆盐、非类固醇消炎药等。保护因素主要包括黏液–碳酸氢盐、黏膜屏障等。

幽门螺旋杆菌感染是大多数十二指肠溃疡的主要病因，目前认为其致病的基本过程是胃黏膜受到幽门螺旋杆菌感染，在其毒性因子作用下，出现局部炎症反应及高胃泌素血症，生长抑素合成、分泌水平降低、胃蛋白酶及胃酸水平升高，导致溃疡的形成。胃酸对胃黏膜的直接损伤与其同胃蛋白酶结合在一起造成对黏膜的"消化作用"，使胃酸成为损伤黏膜的主要侵袭因素。胃蛋白酶在高酸状态下可呈现很强的黏膜消化作用，它也被认为是致溃疡侵袭因素之一。胃酸和胃蛋白酶的增高，也是患十二指肠溃疡病的主要原因之一。少数消化性溃疡发病机制中也可能与吸烟、药物、饮食、精神及遗传因素有关。一般讲，十二指肠溃疡的发病是侵袭因素增强为主，胃溃疡的发病是胃黏膜的防御能力减弱为主。

消化性溃疡好发于哪些部位

消化性溃疡的发生与胃酸相关。与酸性胃液相接触的胃肠道部位，包括食管下端（当胃－食管返流时），胃，胃肠吻合术后的吻合口及其附近的肠襻，十二指肠，含有异位胃黏膜的 Meckel 憩室（因异位的胃黏膜分泌胃酸）等，均可发生消化性溃疡。消化性溃疡在胃的胃窦部、胃小弯和十二指肠球部最易发生，故通常所称的消化性溃疡是指胃溃疡或十二指肠球部溃疡。

消化性溃疡的发病
与胃酸有关吗

1910 年，Schwartz 写下名言："无酸，无溃疡。"这不但是对消化性溃疡认识的起点，而且至今仍是对消化性溃疡进行治疗的理论基础。过去过分强调胃酸增多在消化性溃疡发病中的作用，认为胃酸增高是十二指肠溃疡的主要病因，其他致溃疡的因素都是通过胃酸的增高起作用的，对溃疡病的治疗也一直围绕着抑制胃酸。现在，人们对胃酸与消化性溃疡关系更加深入研究，认为胃酸增高不是消化性溃疡发生的唯一病因。但是，一定水平的胃酸是绝大多数消化性溃疡发生的必要条件，最大胃酸排泌量小于 12~15 毫摩/小时的人，极少发生十二指肠溃疡。质子泵抑制剂、H_2 受体拮抗剂和抗酸剂等抑酸和中和胃酸治疗，能够促进十二指肠溃疡和胃溃疡的愈合。故胃酸是消化性溃疡发生的重要因素之一。

消化性溃疡的发病与胃排空有关吗

胃内容物进入十二指肠的过程称为胃排空。胃的蠕动波使胃内压升高，当胃内压高于十二指肠并足以克服幽门部的阻力时，才发生胃排空。排空速度与食物的物理性状和化学组成有关，如液体排空速度最快，不能消化的固体食物速度最慢。一些研究显示约 2/3 的十二指肠溃疡病人胃排空速度明显较正常人快，其中液体胃排空更为明显。胃排空加快，使十二指肠酸负荷增大，十二指肠黏膜易遭损伤。胃溃疡病人在长期致病因素的作用下，引起慢性胃炎，出现胃排空迟缓，导致胃黏膜的屏障作用不能有效地对抗胃酸、胃蛋白酶的侵蚀作用，发生溃疡。所以，不论是十二指肠溃疡还是胃溃疡，均与胃排空有一定的关系。

消化性溃疡与幽门螺旋杆菌感染有关吗

Warren 和 Marshall 于 1983 年从人胃黏膜中培养分离出幽门螺旋杆菌以后,发现该菌与消化性溃疡的关系非常密切。幽门螺旋杆菌感染人群在一生中有 10%~20% 人患消化性溃疡,是未感染人群的 3~4 倍。国内外有很多报道,消化性溃疡病人胃黏膜中的幽门螺旋杆菌检出率明显高于年龄配对的对照组。其中十二指肠溃疡病人胃窦部的幽门螺旋杆菌检出率为 80%~100%,在十二指肠球部为 70%~80%,胃溃疡病人的胃窦部的幽门螺旋杆菌检出率为 60%~80%。消化性溃疡经药物治愈后,幽门螺旋杆菌仍阳性的病人溃疡复发率明显高于阴性的病人。大量资料无可争辩地确认了幽门螺旋杆菌是消化性溃疡的主要原因。为什么幽门螺旋杆菌感染易发生消化性溃疡呢? 据研究认为:

① 幽门螺旋杆菌是慢性胃炎的病因,而慢性胃炎又是胃溃疡发生的基础。胃溃疡病人有慢性胃炎者占 70%~80%。显示幽门螺旋杆菌与胃溃疡可能具有内在的联系。

② 幽门螺旋杆菌感染可阻滞正常的酸反馈调节机制,导致高胃泌素血症和高酸分泌,故易引起十二指肠溃疡。

人在应激状态下易发生消化性溃疡吗

人在精神应激状态时,可能会使胃的分泌和运动功能增强,增加胃酸排出量和加速胃的排空。同时由于交感神

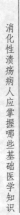

经的兴奋使胃、十二指肠的血管收缩，黏膜血流量下降导致黏膜的血供减少，不能及时清除反向扩散的氢离子，使胃肠道壁酸化，黏膜发生病变。由于血供减少，运送到黏膜的营养和能量物质也减少，使黏膜上皮修复受到损害，不能在黏膜病变的急性期完成上皮的重建，从而发展为溃疡。由于上述这些原因，人在应激状态下易发生消化性溃疡。

哪些人易患消化性溃疡

目前公认，消化性溃疡的发病是与对黏膜有损伤作用的攻击因子与黏膜的防御因子之间失去平衡的结果。前者主要是胃酸、胃蛋白酶、幽门螺旋杆菌、某些药物、胆酸、溶血卵磷脂、烟酒等的作用；后者主要为胃黏膜血流、重碳酸盐的分泌、黏膜屏障、前列腺素、非蛋白巯基、生长因子和上皮细胞的生长能力等的改变。故凡有幽门螺旋杆菌感染者，长期服用非类固醇消炎药、肾上腺皮质激素、降压药物（如利舍平）者，以及有消化性溃疡家族史的人，长期吸烟的人，暴饮暴食或不规律进食的人，居住高山地区者，均易发生消化性溃疡。男性发病多于女性，年轻者多于年老者。某些慢性病如肝硬化、慢性阻塞性肺部疾病、类风湿、尿毒症等，少见病如原发性甲状旁腺功能亢进症、胃泌素瘤等疾病，也易发生消化性溃疡。

消化性溃疡的发病 与季节有关吗

有些消化性溃疡病人的发病具有一定的季节性，无论初发或复发，以秋末或春初气温多变时发病，夏季发病率较低。影响消化性溃疡季节分布差异的原因不十分清楚。探索消化性溃疡的好发季节，在发病季节提前服药，可预防消化性溃疡复发。

消化性溃疡的发病
与情绪有关吗

祖国医学往往把情志不和列为消化性溃疡的主要原因之一。心理学家也认为消化性溃疡是一种身心疾病。精神刺激和情绪变化能够改变胃酸的分泌。研究发现，怀有敌对情绪、内疚及受挫等心态的人可使胃酸增高。正常人在高难度学校考试前，消化性溃疡病人在手术前或情绪紧张时，多有基础胃酸分泌增加。此外，在严重情绪紧张期间因高酸分泌而发生消化性溃疡的病人，随着紧张情绪的缓和，胃酸分泌减少，消化性溃疡症状消失。最为生动的例子是第二次世界大战期间，德军多次空袭英国伦敦，当时人们极为紧张，这期间胃及十二指肠溃疡穿孔的发生率上升。研究发现，人在精神应激状态时，除使胃酸分泌增加外，对胃的其他分泌功能和运动功能都可改变。同时由于交感神经的兴奋而使胃、十二指肠的血管收缩，黏膜血流量下降，削弱了黏膜自身防御功能，也容易导致消化性溃疡。

消化性溃疡会遗传吗

遗传因素可能是消化性溃疡的病因之一。然而是否发生消化性溃疡病，可能不是一个因素决定的。消化性溃疡的发病存在家族聚集现象。20％~50％的十二指肠溃疡病人有十二指肠溃疡的阳性家族史；无十二指肠溃疡的家族中,有十二指肠溃疡病人的比率只有5%~15%。在十二指肠溃疡病人的一级亲属中,十二指肠溃疡的患病率比对照组高3倍,而胃溃疡的患病率并不增高。在胃溃疡病人的一级亲属中,胃溃疡的患病率比对照组高3倍,而十二指肠溃疡的患病率并不增高。这一现象一方面与幽门螺旋杆菌感染等致溃疡因素的家庭聚集有关,另一方面不能排除有遗传因素的作用。另外,研究发现患消化性溃疡的异卵双胞胎中的14%患有相同类型的消化性溃疡,而在同卵双胞胎中50%患有相同类型的消化性溃疡。这些证据均说明了亲代间相同的遗传基因在消化性溃疡病发病上有一定的作用。

消化性溃疡与血型有关吗

血型曾被认为是消化性溃疡的间接遗传标志物。O型血的人群中,十二指肠溃疡的发病率比其他血型者高35%左右。唾液中无血型分泌物质者患十二指肠溃疡的机会比有血型分泌物质者大1.5倍。O型血兼唾液中无血型分泌物质者发生十二指肠溃疡的危险性比一般人群高2.5倍。近来在成人中进行的一项调查发现,消化性溃疡与Lewis(a+b-)血型及ABH血型非分泌者有关,具有该血型的人群患消化性溃疡的可能性为15%。

消化性溃疡是传染病吗

自从幽门螺旋杆菌于1983年由Warren和Marshall从胃炎及消化性溃疡病人的黏膜中分离、培养出来以后,随着对其在基础与临床方面研究的进展,人们对消化性溃疡发生与发展的认识有了明显改变。幽门螺旋杆菌在消化性溃疡发病学上的重要作用,已被大家公认。越来越多的流行病学研究表明,几乎所有消化性溃疡,尤其是十二指肠溃疡均可查到幽门螺旋杆菌感染,同时越来越多的临床研究也表明,消化性溃疡的复发与幽门螺旋杆菌未根治或再感染有关。关于幽门螺旋杆菌确切的传播途径尚不清楚。根据目前研究认为,人是唯一的传染源,人与人之间传播是唯一传播途径,可能为粪→口,或口→口传播。也有报道,幽门螺旋杆菌感染与水源有关。家庭成员间亲密接触是否会造成幽门螺旋杆菌传播,结论尚不一致,但幽门螺旋杆菌感染确有家庭聚集现象。上述资料说明,消化性溃疡的发病与幽门螺旋杆菌密切相关,故有"无幽门螺旋杆菌,无溃疡"的说法。幽门螺旋杆菌又有相互传播现象,有学者提出,消化性溃疡是一种传染病。

胃溃疡与十二指肠溃疡有何不同

在消化性溃疡中,以胃溃疡和十二指肠溃疡最常见,但这两个疾病在流行病学、发病机制等方面有些不同。在一般人群中,十二指肠溃疡比胃溃疡多见,十二指肠溃疡在年轻人中发病率较高,胃溃疡常见于中老年病人,发病年龄的高峰在 50~60 岁,与十二指肠溃疡相比,胃溃疡的发病高峰比十二指肠溃疡晚 10 年左右。十二指肠溃疡和胃溃疡在临床症状上也有不同,如节律性上腹痛,十二指肠溃疡常在两餐之间,至下餐时缓解,所谓饥饿痛;胃溃疡疼痛多在餐后 1 小时左右,经 1~2 小时后缓解,至下餐进食后再发生,所谓饱餐痛,其节律性疼痛常不像十二指肠溃疡那样典型。胃溃疡和十二指肠溃疡也有着不同的发病机制。十二指肠溃疡的发病是攻击因子增强的缘故,特别是胃酸分泌增多有重要意义,而胃溃疡的发病主要与胃黏膜的防御因子减弱有关。特别是药物、胆汁返流导致胃黏膜损伤更具有重要性。这两个疾病发病机制不同,对其防治有指导意义。

消化性溃疡病人常有胆汁返流吗

所谓胆汁返流是指十二指肠内的胆汁从十二指肠经幽门返流入胃。正常情况下,胆汁应该是随食糜一起向空肠运送。当胃排空延缓,或幽门括约肌功能失常,或十二指肠蠕动紊乱,可导致胆汁返流。胆汁返流是胃溃疡的重要病因之一。胆汁能使胃内变为碱性,使反向扩散入胃黏膜的氢离子增多,并可诱使胃窦的胃泌素分泌增多,胆盐还能够直接损伤胃黏膜从而诱发胃溃疡。胆汁返流虽然是胃溃疡的病因之一,但也不是胃溃疡者均有胆汁返流。

非类固醇消炎药致溃疡与年龄有关吗

非类固醇消炎药之所以损伤胃黏膜的原因,除了药物对胃黏膜的直接刺激作用外,其基本原因是由于这类药物抑制体内的环氧化酶活性而干扰了胃、十二指肠黏膜的前列腺素的合成,前列腺素合成减少削弱了胃、十二指肠黏膜的保护作用。这种药物对胃黏膜损伤的个体敏感性,病人的年龄是一个重要因素。研究表明,年龄大于 65 岁服用非类固醇消炎药后,严重胃肠不良反应的发生率每年每千人为 3.2 人,年龄小于 65 岁者仅为 0.39。这与老年人血浆白蛋白浓度随年龄增长而降低,肝脏对药物的转化作用下降有关。已证实布洛芬和吡罗昔康(炎痛喜康)等非类固醇消炎药在老年人中有较长的半衰期,况且老年人一般存在动脉粥样硬化,其胃肠黏膜血液供应差,对损伤因素的适应能力减退。即使口服小剂量只有抑制血小板作用,无抑制前列腺素合成作用的阿司匹林时,仍会引起胃肠道黏膜损伤,并且老年人无痛性溃疡的比例较高,出现溃疡并发症的机会也较高。

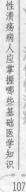

非类固醇消炎药致溃疡 与用药期限有关吗

多年来,包括阿司匹林在内的非类固醇消炎药一直用于风湿性疾病的治疗。近年来,阿司匹林广泛用于预防动脉粥样硬化的血栓形成。许多研究证实,长期应用非类固醇消炎药治疗的病人中,可发生从糜烂到溃疡的胃肠黏膜病变,50%～60%的病人可出现胃黏膜糜烂,5%～30%的病人可发生溃疡,消化性溃疡并发症的危险较对照组高 1～10 倍。服药时间越长,发生消化性溃疡的危险性越高。

非类固醇消炎药致溃疡 与药物剂量有关吗

消化性溃疡的发生率与服用非类固醇消炎药的剂量有关。据观察,每周服用阿司匹林少于 14 片的病人中,消化性溃疡的发病率并不增加,每周超过 14 片,尤其是 22 片以上的病人中,消化性溃疡的发病率明显增加。在服用布洛芬的病人中,消化性溃疡的发病率与服药量之间也有同样关系。此外,消化性溃疡的发病与非类固醇消炎药的不同种类和剂型也有一定关系,用肠溶阿司匹林代替普通片剂后,可以使药物对局部胃黏膜的损伤作用减轻。其他非类固醇消炎药,如布洛芬、吡罗昔康(炎痛喜康)、吲哚美辛(消炎痛)、萘普生等对胃肠黏膜的直接损伤作用均轻于阿司匹林;使用栓剂也可减轻对胃黏膜的损伤。但上述药物长期使用均有致溃疡的作用。最近不断推出非类固醇消炎药的新品种,只选择性抑制 Cox-2,对胃黏膜的前列腺素合成的抑制作用弱于老一代药物,有希望成为安全性较好的药物。

医生对*消化性溃疡*病人

会进行

哪些诊断治疗

姓名 Name _____ 性别 Sex _____ 年龄 Age _____
住址 Address _____
电话 Tel _____
住院号 Hospitalization Number _____
X 线号 X-ray Number _____
CT 或 MRI 号 CT or MRI Number _____
药物过敏史 History of Drug Allergy _____

消化性溃疡有哪些治疗原则

消化性溃疡的治疗原则是消除症状、促进溃疡愈合、避免并发症和预防复发。在过去的 20 年里，消化性溃疡的发病机制认为是对胃十二指肠黏膜有损伤作用的攻击因子与胃十二指肠黏膜的防御因子之间失去平衡的结果。前者主要是胃酸、胃蛋白酶、幽门螺旋杆菌、某些药物、胆酸、溶血卵磷脂、烟酒等的作用；后者主要是胃黏膜血流、碳酸氢盐的分泌、黏膜屏障、前列腺素、非蛋白巯基、生长因子和上皮细胞的再生能力等自体因素的改变。在不同病人其病因不尽相同，对每一病例应分析其可能涉及的病因，给予相应处理。治疗方法包括减少不良诱因的一般治疗及药物治疗两个方面。既往治疗的原则还强调治疗的长期性和持续性，近来这种认为多种生物和环境因素对易感者发生有害作用的看法已逐渐被取代，消化性溃疡已不被认为完全是一种终身疾病。新的观点认为，消化性溃疡是环境因素所致的疾病，它有两大潜在的致病因素：幽门螺旋杆菌感染引起的慢性活动性胃炎和非类固醇消炎药，包括阿司匹林所致的急性或亚急性化学性胃炎。如果可明确并去除潜在的致病因素，即可得到永久性的治愈。新的观点将溃疡病病人分为 3 类：a. 幽门螺旋杆菌阳性病人；b. 幽门螺旋杆菌阴性、应用阿司匹林/非类固醇消炎药病人；c. 幽门螺旋杆菌阴性、未使用阿司匹林/非类固醇消炎药的病人。因此，在治疗上应针对这 3 类不同情况进行不同处理，对第一、第二类病人经杀灭幽门螺旋杆菌、停用非类固醇消炎药后可永久性治愈。第三类病人数量极少，治疗时应仔细排除是否有意无意使用阿司匹林/非类固醇消炎药，有无全身性疾病，如胃泌素瘤、多发性内分泌肿瘤I型、原发性或继发性甲状旁腺功能亢进症等。

治疗消化性溃疡有哪几类药物

消化性溃疡的内科治疗主要是药物治疗。近年来，随着人们对胃壁细胞的泌酸功能和胃黏膜防御功能的深入研究，治疗消化性溃疡的药物已得到迅速发展，几乎所有的消化性溃疡都可经药物治愈。基于该病的发生主要是对胃十

抗溃疡药物分类表

药物类别			常用药物举例
减少攻击因子药物	抑制酸分泌药物	H_2 受体拮抗剂	西咪替丁、雷尼替丁、法莫替丁
		质子泵抑制剂	奥美拉唑、兰索拉唑、潘托拉唑、雷贝拉唑、埃索美拉唑
		选择性抗胆碱药	哌仑西平
		前列腺素类药物*	米索前列醇、恩前列素
		胃泌素受体拮抗剂	丙谷胺（疗效差，目前已不用）
	碱性抗酸药	单成分制剂	碳酸氢钠、氧化镁、氢氧化铝（不良反应较多，不主张单一应用）
		复合制剂	复方次硝酸铋（乐得胃）、复方铝酸铋（胃必治）、铝碳酸镁（胃达喜）、复方碳酸钙（罗内）等
	抗幽门螺杆菌药物	铋制剂*	枸橼酸铋钾（三钾二橼酸铋、德诺）
		抗幽门螺旋杆菌抗生素	四环素、甲硝唑、替硝唑、克拉霉素、阿莫西林、呋喃唑酮、氟喹酮类药
增加防御因子药物	黏膜保护制剂	铋制剂*	枸橼酸铋钾（三钾二橼酸铋、德诺）、次硝酸铋
		铝制剂	硫糖铝（目前应用的混悬剂疗效较片剂、胶囊剂为好）
		其他	复方谷氨酰胺（麦滋林－S）颗粒、思密达（临床较少用）
	前列腺素类	前列腺素 E_1 衍生物	米索前列醇
		前列腺素 E_2 衍生物	恩前列素
	甘珀酸（生胃酮）	甘珀酸	甘珀酸（不良反应较多，疗效一般，现已不用）

*为具有消除攻击因子和增强防御因子双重作用。

二指肠黏膜有损伤作用的攻击因子与胃十二指肠黏膜的防御因子之间失去平衡的结果,故药物治疗主要围绕消除攻击因子和增强防御因子两方面进行。所用药物分类见上表。特别需强调的是,对由幽门螺旋杆菌感染所引起的消化性溃疡,必须同时应用抗幽门螺旋杆菌的药物。

治疗消化性溃疡的抗酸药与抑酸药有何不同

抗酸药与抑酸药的不同主要有以下几方面:

① 临床药理不同:抗酸药为碱性制剂,作用机制是中和已分泌的胃酸,缓解疼痛,促进溃疡愈合。它有单成分制剂和复合制剂两种。单成分制剂因不良反应较大,已很少用,多用复合制剂。常用的如复方次硝酸铋(乐得胃)、铝碳酸镁(胃达喜)、复方铝酸铋(胃必治)等。抑酸药抑制胃酸的分泌,它作用于胃酸分泌的多个环节,使胃酸分泌减少。包括 H_2 受体拮抗剂、质子泵抑制剂、选择性抗胆碱药、胃泌素受体拮抗剂等。通过选择性地阻断 H_2 受体、H^+-K^+-三磷腺苷酶、乙酰胆碱能受体、胃泌素受体等而起作用。临床常用的有 H_2 受体拮抗剂和质子泵抑制剂,如西咪替丁、雷尼替丁、法莫替丁、奥美拉唑、兰索拉唑、潘托拉唑、雷贝拉唑、埃索美拉唑等。

② 用法不同:碱性抗酸药治疗消化性溃疡所需疗程长,用药繁琐。多在餐后1小时及临睡前各服1次,每日4次服用,疗程2~3个月。抑酸药 H_2 受体拮抗剂每晚服用1次。质子泵抑制剂每天1次,抑酸效果很强,服用方便,得到病人的欢迎。但因碱性抗酸药具有缓解症状快、价格便宜而仍被大家所应用。

什么叫 H₂ 受体拮抗剂

H₂ 受体拮抗剂是治疗消化性溃疡的重要药物,其作用机制是阻断组胺的作用,目前已知组胺有两种成分,即组胺 1(也称 H_1)和组胺 2(也称 H_2)。H_1 对收缩平滑肌及扩张血管起作用,H_2 对刺激胃酸分泌起作用。H₂ 受体拮抗剂与壁细胞膜上的 H_2 受体结合阻断 H_2 对壁细胞的刺激,从而发挥其抑制胃壁细胞分泌盐酸的作用,同时也能拮抗胃泌素和乙酰胆碱所刺激的胃酸分泌,因此抑酸作用较强。

H₂ 受体拮抗剂有哪些药物

H₂ 受体拮抗剂至今已有 3 代产品,其代表产品第一代为西咪替丁,即现在常用的西咪替丁(泰胃美),第二代为雷尼替丁,第三代为法莫替丁。还有结构和性能与雷尼替丁相似的尼扎替丁和罗沙替丁。其抑酸作用一代比一代强,不良反应更少。

H₂ 受体拮抗剂治疗消化性溃疡有何疗效

H₂ 受体拮抗剂应用于临床已有 20 余年,治疗了千百万病人,实践证明是治疗消化性溃疡非常有效的药物,使溃疡病的手术治疗大为减少。目前除有合并症如穿孔、狭窄情况外,已很少采用手术治疗。据临床观察,各种 H₂ 受体拮抗剂对胃溃疡 4 周的愈合率为 40%~70%,6 周为 50%~

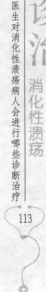

80%,8周为80%~97%。对十二指肠溃疡,4周的愈合率为50%~94%,6周为80%~96%,8周为93%~100%。由于H_2受体拮抗剂治疗效果满意,溃疡发展为狭窄以至梗阻的病例也较以前少见。不过,虽然H_2受体拮抗剂促进溃疡愈合疗效显著,但并不能防止溃疡的复发,即便是第三代产品治疗后复发的情况也基本相似。溃疡愈合后仍需用维持剂量才能防止复发。

病人应怎样服用H_2受体拮抗剂药物

目前已有三代H_2受体拮抗剂用于临床。不同的H_2受体拮抗剂抑酸的强度不同,每日用量也不同。a.第一代H_2受体拮抗剂:最早大规模用于治疗消化性溃疡的是西咪替丁,服用西咪替丁(泰胃美)400毫克后,可使基础胃酸排泌量降低80%~90%,或抑制食物刺激后的胃酸排泌量减少60%~80%,每日用量为800毫克,分两次服用。b.第二代H_2受体拮抗剂:临床常用的有雷尼替丁,它比西咪替丁的抗酸作用强5~8倍,能有效地抑制基础胃酸及五肽胃泌素刺激引起的胃酸分泌,服用0.15克可使五肽胃泌素引起的胃酸分泌减少85%。每日用量为300毫克,分2次服用。c.第三代H_2受体拮抗剂:常用的有法莫替丁,还有较少应用的尼扎替丁和罗沙替丁。它们的抑酸作用均较前两者强,其中法莫替丁较西咪替丁强30多倍,是雷尼替丁的6~10倍。其持续时间于给药24小时后仍可抑酸50%,28小时可抑酸20%,但其疗效似乎并不比雷尼替丁强。每日用量为40毫克,分2次服用。这3种H_2受体拮抗剂抑酸作用及用法见下表。

3 种 H_2 受体拮抗剂抑酸作用及用法

药　物	抑酸作用相对强度	等同抑酸度的剂量（毫克）	常用剂量（毫克/天）	维持剂量（毫克/天）
西咪替丁	1	600～800	800（400，2 次/天）	400
雷尼替丁	4～8	150	300（150，2 次/天）	150
法莫替丁	4～8	20	40（20，2 次/天）	20

分次或一次性服用 H_2 受体拮抗剂疗效相同吗

H_2 受体拮抗剂治疗消化性溃疡的用法，既往多主张采用每天分次口服，如西咪替丁 400 毫克，雷尼替丁 150 毫克或法莫替丁 20 毫克，早晚各服 1 次。近年多主张一天总量睡前一次服用，疗效与前者相仿，这样就方便了病人。

为什么提倡睡前一次服用 H_2 受体拮抗剂

近年来多主张 H_2 受体拮抗剂睡前一次服用，疗效与相同剂量每天分 2 次服用相仿。这是因为夜间胃酸分泌多，不像白天一日三餐，有食物来稀释胃酸，认为夜间胃酸对消化性溃疡的发生关系密切，特别是十二指肠溃疡，强调 H_2 受体拮抗剂在临睡前服用，夜间适度抑酸，干扰胃肠生理功能较少，又方便病人的日常生活。

长期服用 H_2 受体拮抗剂安全吗

实践证明，H_2 受体拮抗剂是治疗消化性溃疡的非常安全的药物,其抑酸作用一代比一代强,剂量更小,不良反应更少。临床上只要注意其对肝肾功能的影响及与苯妥英钠、地西泮(安定)、氯氮䓬(利眠宁)、华法林、吲哚美辛(消炎痛)及普萘洛尔(心得安)、性激素等药物的相互作用,长期服用是安全的。据报道,长期药物维持治疗5~6年,甚至长达10年,以预防消化性溃疡的复发,也无不可逆性的不良反应。

联合应用 H_2 受体拮抗剂能提高疗效吗

H_2 受体拮抗剂有三代产品,临床应用大多选用其中一种,根据溃疡的不同类别,进行系统的治疗。一般用一种 H_2 受体拮抗剂就能达到治疗效果。目前并无实验及临床研究证实联用两种 H_2 受体拮抗剂能提高治疗效果。如果经 H_2 受体拮抗剂系统治疗,仍不能愈合难治性溃疡(如因幽门螺旋杆菌感染或服用某些药物),则需去除诱因,或用更强的抗酸分泌药物,如质子泵抑制剂等,以求达到溃疡的愈合。

服用 H_2 受体拮抗剂有哪些不良反应

第一代 H_2 受体拮抗剂西咪替丁不良反应较多,主要为乏力、便秘、腹泻、口渴、头痛、血谷丙或谷草转氨酶升高、血肌酐升高、嗜酸细胞增多、白细胞减少和皮疹,停药后均可逆转。特别是对有肝、肾功能不全的老年人,长期服用偶可发生精神错乱。西咪替丁还能抑制肝脏内细胞色素 P450 的活性,减弱肝脏对某些药物,如苯妥英钠、地西泮(安定)、氯氮草(利眠宁)、华法林、吲哚美辛(消炎痛)及普萘洛尔(心得安)、性激素等的代谢,延长这些药物的作用时间,并影响性功能,引起男性病人的女性化如乳房发育、出现阳痿,在服用西咪替丁时应予注意。第二代、第三代 H_2 受体拮抗剂与肝的药酶结合甚少,甚至不结合,对性激素无干扰,因此没有类似西咪替丁那样的不良反应。如第二代 H_2 受体拮抗剂雷尼替丁这方面的不良反应较西咪替丁小,第三代 H_2 受体拮抗剂法莫替丁几乎无这种不良反应,偶有血谷丙或谷草转氨酶升高,停药后即可下降。

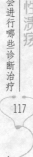

肝肾功能不全病人能应用 H_2 受体拮抗剂吗

H_2 受体拮抗剂通过肾脏排泄,清除率为 65%~90%,由肾小球滤过及肾小管排泄。肾功能不全时,药物的血浆半衰期延长,是因肾脏的排泄减低引起。其清除率与肌酐清除率成正比,用药时需根据肌酐清除率调节用药量。第三代 H_2 受体拮抗剂全通过肾脏排出,用药时要特别注意。肾功能不全的病人,药量可按肾功能不全的情况作调整。老年人肾功能不全者较多见,药量应适当减少,尤其对 80 岁以上的老年人更要注意。对肝功能受损的病人,因 H_2 受体拮抗剂对肝有一定损害,在用药过程中应密切随访肝功能,随时调整用药量。

H_2 受体拮抗剂与哪些 药物有相互作用

H_2 受体拮抗剂中与其他药物有相互作用的主要是第

一代 H_2 受体拮抗剂西咪替丁,因其与肝细胞色素 P450 亲和力大,影响其他药物的代谢,如苯妥英钠、地西泮(安定)、氯氮䓬(利眠宁)、华法林、吲哚美辛(消炎痛)及普萘洛尔(心得安)等,使以上药物不但作用加强且作用时间也延长,在同时应用时,应予注意。也会干扰性激素、影响性功能,第二代、第三代 H_2 受体拮抗剂与其他药物的相互作用较少。另外,H_2 受体拮抗剂的吸收可受抗酸药的干扰,使其生物利用度减低。应避免 H_2 受体拮抗剂与抗酸药合用。

什么叫抗 H_2 受体拮抗剂溃疡

应用 H_2 受体拮抗剂治疗十二指肠溃疡 8 周、胃溃疡 12 周而溃疡仍未愈合时,称为抗 H_2 受体拮抗剂溃疡,也称难治性溃疡或顽固性溃疡。幽门螺旋杆菌感染是导致抗 H_2 受体拮抗剂溃疡的一个重要因素,其他的可能因素有:a. 治疗不正规或不系统;b. 穿透性溃疡;c. 特殊原因所致的消化性溃疡,如胃泌素瘤;d. 某些疾病或药物影响药物吸收或效价减低;e. 误诊,如胃或十二指肠的恶性肿瘤;f. 不良诱因存在,包括吸烟、酗酒、激素或非类固醇消炎药的应用及精神紧张或应激等。治疗方面,如合并幽门螺旋杆菌感染者,应给予杀灭幽门螺旋杆菌治疗。对幽门螺旋杆菌阴性者,要去除诱因,或换用强抗酸分泌药物,如质子泵抑制剂奥美拉唑等。

何谓抗胆碱能药物

胆碱能神经通过释放乙酰胆碱与效应器官上的乙酰

胆碱受体相结合，产生激动效应器官的作用。抗胆碱能药物可阻断乙酰胆碱与受体结合，使乙酰胆碱不起作用。抗胆碱能药物可分为两类：a. 毒蕈碱受体（M 受体）拮抗剂：阻断毒蕈碱受体（M 受体）与其激动剂相结合的药物，称 M 受体拮抗剂。它有两个亚型：M_1 受体拮抗剂和 M_2 受体拮抗剂。M_1 受体拮抗剂可抑制胃酸分泌，M_2 受体拮抗剂可扩大瞳孔、抑制唾液腺和汗腺的分泌，抑制胃平滑肌收缩，解除血管痉挛，抑制膀胱排尿肌收缩，加快心率等。b. 烟碱受体（N 受体）拮抗剂：也分两类：N_1 受体拮抗剂选择性地阻断神经节内的 N_1 受体，也称神经节阻断剂；N_2 受体拮抗剂选择性地阻断骨骼肌运动终板的 N_2 受体，临床上常在麻醉时用作肌肉松弛剂，又称骨骼肌松弛剂。与消化性溃疡病治疗有关的只有 M 受体拮抗剂。

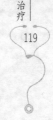

为何传统抗胆碱药物已不适宜治疗消化性溃疡

　　用于治疗消化性溃疡的抗胆碱能药物属于 M 胆碱能受体拮抗剂，其作用是阻滞胆碱能神经纤维所支配的平滑肌和腺体，从而减少胃酸分泌和胃蛋白酶原分泌，解除平滑肌痉挛。传统的抗胆碱能药物对 M_1 和 M_2 两种受体均起作用，缺乏特异性。在抑制胃酸能力上，可抑制基础酸分泌的 $40\%\sim50\%$，餐后胃酸分泌的 $30\%\sim40\%$，显示治疗消化性溃疡的疗效不十分理想，且由于不良反应较大，已不再用于溃疡病的治疗，但有时仍被用于解痉止痛，缓解症状。

治疗消化性溃疡有哪些抗胆碱能药物

治疗消化性溃疡的抗胆碱能药物有两类,即无选择性的 M 受体拮抗剂和具有选择性的 M_1 受体拮抗剂。

① 无选择性的 M 受体拮抗剂:最初用于临床上的抗胆碱能药物,即是无选择性的 M 受体拮抗剂,有以下几种:a. 阿托品类生物碱:有阿托品、山莨菪碱等。b. 含阿托品类生物碱的中草药如颠茄制剂等。c. 阿托品类药物的合成品,有溴甲阿托品(胃疡平)、溴丙胺太林(普鲁本辛)、溴甲贝那替泰(服止宁)、地美戊胺(胃安)等。这些药物抑制胃液分泌作用差,主要起解痉作用,且不良反应较多,目前已不用来治疗消化性溃疡。

② 选择性的 M 受体拮抗剂——M_1 受体拮抗剂:目前用于治疗溃疡病的 M_1 受体拮抗剂有哌仑西平。它能选择性地阻断 M_1 受体,对 M_1 受体的亲和力强,对其余 M 受体的亲和力弱,对心率、胃肠运动、唾液分泌、眼压、膀胱排尿肌等的影响较小,是治疗溃疡病不良反应少且较好的 M 受体拮抗剂。

哪种抗胆碱能药物适用于治疗消化性溃疡

抗胆碱能药物中,无选择性的 M 受体拮抗剂因其无选择性地阻断 M 受体而不良反应较多,如口干、皮肤干燥、发红、皮疹、心动过速、瞳孔扩大、视力模糊、排尿困难、兴奋和精神错乱等,仅在临时应用于止痛,目前已很少长期用于治疗溃疡病。多用较新的 M_1 受体拮抗剂,目前用于临床的只有哌仑西平。

哌仑西平(哌吡氮平)治疗 消化性溃疡有何疗效

哌仑西平,商品名哌吡氮平。它的主要药理作用为:a. 降低溃疡病病人的基础胃酸分泌,对五肽胃泌素刺激后的胃酸分泌也有抑制作用。b. 对胃泌素分泌有抑制作用。c. 对胃黏膜有保护作用。治疗剂量对瞳孔的作用是阿托品的 1%。对心率无影响,对中枢神经系统的作用很小。临床上哌仑西平(哌吡氮平)50 毫克,每天 2 次,治疗 6 周,对溃疡病人的疼痛缓解率和愈合率与西咪替丁无显著性差异,6 周的溃疡愈合率为 70%~80%。不良反应主要是轻度口干,少数病人有视力模糊,未发现明显不良反应,是抗胆碱能药中较好的可用于治疗溃疡病的药物。但因该类药物有轻度延缓胃排空的作用,故更宜用于十二指肠溃疡病人,不宜用于胃溃疡,尤其合并胃排空障碍的胃溃疡病人。

什么叫胃泌素受体拮抗剂

胃泌素可以刺激胃酸分泌。如果一种药物可通过与壁细胞膜上胃泌素受体竞争来抑制胃酸的分泌,从而降低基础和餐后胃酸的分泌,这种药物就叫胃泌素受体拮抗剂。可惜这类药物发展较慢,目前能用于临床的只有丙谷胺。

丙谷胺治疗消化性溃疡有何疗效

丙谷胺为异谷氨酸的衍生物,其结构与胃泌素末端相似,在作用点上两者有竞争抑制作用。丙谷胺并不影响胃泌素分泌,而是在受体水平上阻断其作用。丙谷胺可促进胃黏膜上皮细胞的再生,还有促进作用及抗肠平滑肌痉挛的作用。丙谷胺还可提高胃黏膜的屏障作用,从而保护胃黏膜,促进溃疡愈合。临床上,丙谷胺治疗溃疡病的常用剂量为 400 毫克,每天 3 次。服用丙谷胺 3~4 天后,病人的腹痛减轻或消失。与西咪替丁相比,对疼痛的缓解率两者相似。但经临床应用,对溃疡的愈合率并不理想,且有一定的不良反应,服法也是每天 3 次,故目前临床上已不应用。

临床上有哪些常用抗酸药

抗酸药是最早用于治疗溃疡病的药物。它是碱性药物,可以中和胃酸,降低胃蛋白酶的活性,部分抗酸药还有结合胆酸、卵磷脂和溶血卵磷脂的作用。近年来的研究还证实,含铝的抗酸药可以保护胃及十二指肠黏膜免受各种致溃疡因素的损伤作用,具有细胞保护作用。常见的抗酸药有 4 种。

① 碳酸氢钠:它是一种弱酸盐,俗称小苏打,是最早应用于临床治疗溃疡的抗酸药。易溶于水,口服后与盐酸迅速反应产生二氧化碳和水及氯化钠,二氧化碳可随嗳气排出,氯化钠从肠道吸收后由肾脏排出。由于它溶

解度大,口服后很快从胃及十二指肠排空,所以在胃内发挥中和作用的时间短。若要保持较高的胃内 pH 值,需反复多次服用。但 1 克碳酸氢钠含有相当于 0.7 克食盐的钠,如果大剂量反复服用,钠吸收过多,易引起水钠潴留,并产生代谢性碱中毒,对心肾功能减退的病人更为危险,不宜长期服用。目前临床上已不再单独使用碳酸氢钠制剂治疗溃疡,只在某些复合抗酸药中加入少量的碳酸氢钠。

② 碳酸钙:也是一种快速而强大的抗酸药,抗酸效果与碳酸氢钠相似。碳酸钙在水中溶解度很低而作用时间较久,缺点是在胃内和盐酸作用生成的氯化钙绝大部分和肠内的碳酸氢盐和磷酸盐作用,生成碳酸钙和磷酸钙,难以被肠道吸收,存积于肠内造成便秘。此外,在用药中还会引起乳-碱综合征、高钙血症,停药后易发生泌酸反跳现象,临床上现已很少应用。

③ 氢氧化铝:是一种弱碱,其中和胃酸的作用不太强,在胃内和盐酸作用生成氯化铝和水。它具有保护溃疡面、吸附胆盐、使胃黏膜产生重碳酸盐等作用。此外由于氯化铝有很强的收敛作用,因而有局部止血效果。铝离子可以和磷酸盐在肠内形成不溶性磷酸铝导致磷吸收障碍,长期服用会造成低磷血症、高尿钙,易引起肾结石、骨质疏松或软骨病。同时,铝可抑制胃肠平滑肌收缩而引起便秘,因此在临床上常与具缓泻作用的氢氧化镁或氧化镁合用,以便减轻或抵消便秘的不良反应。另外,氢氧化铝在肠内可与四环素、铁剂、泼尼松(强的松)等结合,妨碍这些药物的吸收,应避免与这些药物同时应用。

④ 镁盐:临床上常用的有氧化镁和氢氧化镁,有较强的中和盐酸能力,本身溶解度低,但可溶于酸性胃液中,在

胃内与盐酸发生反应后形成氯化镁和水。口服后有5%~10%的镁被吸收,再由肾脏排出,不吸收的镁盐在肠道内具有渗透性致泻作用,故常与氢氧化铝合用,以便消除两者对大便性状的影响。

碱性抗酸药为何提倡用复方制剂

不同种类碱性抗酸药的酸中和能力及与盐酸发生反应速度不同,其胃肠道不良反应和系统性作用也不同,因此将不同种类的抗酸药联合,制成复合制剂,以达到减少不良反应,增加中和胃酸的能力,并延长作用时间的效果。与单成分制剂比较,疗效较好而不良反应较少。临床上碱性抗酸药多用复方制剂。

临床上有哪些常用复方抗酸药

临床上使用的复方抗酸药较多。a. 复方氢氧化铝(胃舒平)。每片含干燥氢氧化铝凝胶与三硅酸镁各0.2克,颠茄浸膏0.0026克。b. 复方碱式硝酸铋(胃得乐,胃速乐)。每片含次硝酸铋0.175克,硫酸镁0.2克,碳酸氢钠0.1克,大黄0.0125克。c. 复方次硝酸铋(乐得胃)。每片含次硝酸铋0.3克,碳酸镁0.4克,碳酸氢钠0.2克,氟郎鼠李皮0.025克。d. 复方碳酸钙(罗内)。每片含碳酸钙680毫克,重质碳酸镁80毫克。e. 复方木香铅镁(胃舒宁)。每片含干燥氢氧化铝凝膏、三硅酸镁、碳酸钙、白及粉、木香等。f. 铝碳酸镁(胃达喜)。每片含铝碳酸镁等。

为什么抗酸药需在饭后 1 小时服用

各种抗酸药对胃酸的中和能力并不完全由该药的化学组成成分决定，胃对药物的排空及药物的服用方法，也是影响药物中和胃酸能力的重要因素之一。单成分制剂在空腹服用时，药物迅速从胃内排出，效果很差；餐后即服用，因食物在胃内对胃酸起缓冲作用，使胃内 pH 处于升高水平，故意义不大；餐后 1 小时，胃的排空速度最慢，胃内 pH 开始迅速下降，抗酸药如在这时服用，其胃内的停留时间最长，可发挥最大的中和胃酸能力，使胃内 pH 上升并能维持至少 1~2 小时。餐后 1 小时口服抗酸药，可以使胃液的 pH 在餐后的 3 小时内保持较高水平。如在餐后 3 小时再次口服 1 次抗酸药，胃内的高 pH 值可维持至餐后 4 小时即下一次进餐前。基于上述原因，单成分抗酸药宜于餐后 1、3 小时各服 1 次，同时为对抗夜间胃酸增高，睡前加服 1 次，即每日 7 次服法，可使胃液的 pH 维持在 3 以上。复方抗酸药因作用时间较长，多在餐后 1 小时及晚睡前各服 1 次，即每日服用 4 次即可。

抗酸药治疗消化性溃疡有何疗效

一般认为，抗酸药对缓解症状有良好效果，但对溃疡的愈合效果看法不一。多数临床研究将抗酸药与 H_2 受体拮抗剂比较后显示，对胃溃疡和十二指肠溃疡病人，无论是低剂量还是大剂量的抗酸药，对消化性溃疡的疗效与西咪替

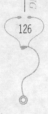

丁或雷尼替丁无明显差异。愈合率与剂量之间并无明显的关系,服用方法每日 4 次或每日 7 次均可,片剂和乳剂的疗效也相似。为减少不良反应,主张采用低剂量、低频度的给药方式。对消化性溃疡复发的预防,抗酸药连用 1 年的效果也与西咪替丁相似,且其所需费用仅为西咪替丁的 1/4,两者的不良反应发生率也无明显差别。不过,尚无资料表明 1 年以上的抗酸药维持治疗对预防溃疡复发是否有效。

临床上为何较少应用抗酸药治疗消化性溃疡

　　理想的抗酸药应具有一定的中和胃酸能力,作用持久而无反跳;不影响胃肠道的正常消化和运动功能;不吸收或难于吸收;不对血液的酸碱度和人体的代谢有影响;不影响其他药物的吸收。遗憾的是,尚无一种抗酸药符合上述全部要求。抗酸药有诸多不良反应:a. 既往强调中和胃酸能力,倾向于大剂量使用,但易发生碱中毒。b. 含铝抗酸药会干扰钙离子向细胞内的流动,影响胃肠平滑肌的兴奋,从而使胃肠蠕动减弱,导致便秘。有幽门梗阻的病人会进一步加重胃潴留。铝离子在小肠内与食物中的磷酸盐结合成不溶解的磷酸铝,并随大便排出体外,使磷吸收减少,长期使用可使血磷降低,出现骨痛、肌无力、厌食、呕吐等症状,低磷血症可促使骨质溶解。铝离子还可以结合肠道内的氟,促使骨骼脱矿化,导致骨软化、骨质疏松,甚至自发性骨折。近来的研究还表明,老年人出现的眼球运动协调性减退、远期记忆力下降及对闪烁光敏感度增加等症状,都与铝摄入过多有关,早老性痴呆也与大脑内铝含量过高有关。c. 含镁的抗酸药最易导致腹泻，它还可提高尿的 pH 值，使尿中的镁和钙过饱和，在少数情况下导致肾结石。d. 抗酸药可以影响其他药物在肠道内的吸收，还影响肾脏对其他药物的排泄。这些药物有铁剂、四环素、乙胺丁醇、氯丙嗪、西咪替丁、普萘洛尔（心得安）、左旋多巴、磺胺药、地高辛、奎尼丁、水杨酸类等。另外，在服法上，必须每日多次服用，对病人很不方便。现已有服用方便、疗效可靠、不良反应少的药物。因此，目前已很少应用这类药物治疗消化性溃疡了。

什么叫质子泵抑制剂

质子泵抑制剂是新一代的抑酸药，抑酸作用强而持续，是目前治疗消化性溃疡较好的抗酸分泌药物。目前在国内用于顽固性消化性溃疡的治疗及根除幽门螺旋杆菌相关性胃肠疾病的治疗。众所周知，胃壁细胞分泌盐酸有 3 个主要环节：a. 组胺、乙酰胆碱和胃泌素与各自位于胃壁细胞膜上的受体结合而引起壁细胞内的生化反应，促使壁细胞内三磷腺苷转化为环磷腺苷和使细胞内的游离钙增高。b. 胃壁细胞内在环磷腺苷或钙离子的介导下生成氢离子。c. 存在于壁细胞分泌小管和囊泡内的 H^+ – K^+ – 三磷腺苷酶（称质子泵或酸泵）将氢离子从壁细胞转移到胃腔，与从胃腔进入壁细胞内的 K^+ 离子交换。质子泵抑制剂是作用于泌酸过程的最后环节。其吸收入血达到胃壁细胞的分泌小管后，在酸性环境下转化为活体，作用于 H^+ – K^+ – 三磷腺苷酶，使其失去活性，导致壁细胞内的氢离子不能转移到胃腔，使胃酸分泌减少，胃液内的 pH 升高，从而达到抑酸目的。

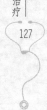

质子泵抑制剂有哪些药物

目前用于临床的质子泵抑制剂有奥美拉唑、兰索拉唑和潘托拉唑,为第一代质子泵抑制剂。它们的化学结构比较近似,均为苯并咪唑衍生物,具有亲脂性,容易穿透细胞壁。它们的分子结构中都含有吡啶环而呈碱性,在壁细胞中仅对其分泌小管的酸性环境具有亲和性。它们有共同特点:a. 在酸性胃液中很不稳定,与胃酸接触易于破坏,故口服制剂必须外裹保护膜后方可服用。b. 均易从肠道吸收,与食物同服会影响药物吸收的速度。c. 小肠吸收后在肝内代谢,由尿中排出。d. 对幽门螺旋杆菌有抑制作用,可能与其改变了幽门螺旋杆菌生存的内环境从而增强了抗菌药物的杀菌作用有关。但它们又有不同的特点:a. 奥美拉唑:口服 1~3 小时后,血浆浓度即达高峰,半衰期 0.5~1 小时,抑酸作用可持续 24 小时。药物吸收入血循环后,95% 左右与血浆蛋白结合,绝大部分在体内代谢,很少以原药方式排出体外。b. 兰索拉唑:口服后于 1.5~2.2 小时达血浆高峰浓度,与剂量呈正相关性递增。生物利用度差异较大,平均为 85%。吸收后很快在血液中消失,选择性地集中在胃的壁细胞内,24 小时后仍有相当量存在,最后主要被肝脏的药酶代谢,代谢产物从胆汁和尿中排出。最近上市的第二代质子泵抑制剂雷贝拉唑和埃索美拉唑,其抑酸作用强于上述的品种。

质子泵抑制剂的抑酸作用
强于 H$_2$ 受体拮抗剂吗

质子泵抑制剂具有很强的抑酸效果,无论是第一代或第二代质子泵抑制剂都有强烈的抑酸作用：

① 志愿者口服奥美拉唑 40 毫克或 80 毫克，1 小时后胃酸抑制率分别为 56％和 73％。口服奥美拉唑每天 30 毫克或 60 毫克，连续服药 1 周，基础胃酸抑制率分别为 99％和 99.1％，五肽胃泌素刺激后的最大胃酸排出量抑制率为 98.4％和 99.0％。有消化性溃疡病史的病人，静脉给予奥美拉唑 40 毫克，每天 4 次，胃 24 小时 pH >4 的时间为 85％，pH >6 的时间为 65％。再加大剂量，作用无加强。对十二指肠溃疡的病人，每天静脉给予奥美拉唑 10 毫克或 40 毫克，用药 5 天后，两组病人胃内 24 小时酸分泌抑制的程度分别是 95.7％和 99.9％。

② 对于兰索拉唑，在体外实验中，抑制大鼠 50％的基础胃酸和五肽胃泌素刺激产生酸分泌的用量分别为 3.6 毫克/千克和 1.6 毫克/千克。兰索拉唑不论是早晨还是晚上服用，pH≥3 的保持时间在 65％以上，显示良好的酸分泌抑制作用。早晨用药及晚上用药比较胃内 pH 值变化，发现早晨服药时，白天的 pH 值高，晚上用药夜间的 pH 值高。

③ 质子泵抑制剂是作用于泌酸过程的最后环节，故所有能刺激壁细胞的泌酸作用均可被阻断，与 H_2 受体拮抗剂只能阻断组胺的泌酸作用有所不同。综上所述，质子泵抑制剂的抑酸作用明显强于 H_2 受体拮抗剂。

质子泵抑制剂治疗消化性溃疡有何疗效

质子泵抑制剂在治疗消化性溃疡中不仅能迅速缓解症状，并有较高的溃疡愈合率，而且在维持治疗中有可靠的维持愈合的功能，疗效高于 H_2 受体拮抗剂。a. 奥美拉唑：治疗十二指肠溃疡,每天20~40毫克,2周治愈率约为80%,4周近100%,每日20毫克的剂量也多可获最高治愈率。在治疗胃溃疡方面,由于胃酸在胃溃疡的形成上不如十二指肠溃疡重要,故用药后溃疡愈合较慢,疗程也稍长。对非类固醇消炎药引起的胃十二指肠溃疡,在不停用非类固醇消炎药的同时,与硫糖铝比较,疗效明显优于后者。对难治性溃疡,每天给予奥美拉唑20~40毫克,4~8周可使其痊愈。预防溃疡复发,一般用奥美拉唑10~20毫克/天,每周口服3天,可使复发率减少。b.兰索拉唑对消化性溃疡的治疗效果与奥美拉唑基本相同,每天口服30毫克,4周时十二指肠溃疡治愈率为94%,4周和8周胃溃疡治愈率分别为64%和93%。c.潘托拉唑每日40毫克,其疗效与以上两药相似。d.雷贝拉唑每日10~20毫克,埃索美拉唑每日20~40毫克。据研究,疗效优于第一代质子泵抑制剂。

服用质子泵抑制剂每日一次就够了吗

质子泵抑制剂治疗消化性溃疡每日服药一次就够了,这是因为该类药抑制的 H^+-K^+- 三磷腺苷酶是不可逆的,一定要待新的酶产生才起作用,一般时间较长,需24小时。因此,质子泵抑制剂每日服药一次,已足够能达到这个要求,并不需要每日服用多次。

质子泵抑制剂长期服药安全吗

对动物慢性毒性实验显示,狗对长期(1年)大剂量奥美拉唑具有良好的耐受性，但在大鼠的 2 年毒性实验中，胃黏膜出现明显的嗜铬细胞增生，甚至会形成癌。这是由于奥美拉唑的强烈抑酸效应使胃窦的酸度降低，酸对胃窦胃泌素细胞的反馈性抑制作用减弱，胃泌素增加，高胃泌素血症导致胃黏膜的嗜铬细胞增生，还可刺激胃黏膜增厚和皱襞增粗。在人体应用奥美拉唑的治疗过程中，尚未发现胃黏膜中泌酸细胞的改变，对胃泌素瘤病人长期大剂量奥美拉唑治疗 5 年（平均 60~70 毫克/天）后，反复胃黏膜活检未发现对胃黏膜内分泌细胞有影响。据最近报道，长期过度抑制胃酸，可发生肠道菌群失调，尤其是难辨梭状芽胞杆菌感染，发生腹泻，甚至发生该菌引起的肺炎；长期抑制胃酸可抑制钙的吸收，从而发生骨质疏松，特别老年人因骨质疏松易发生骨折的不良反应。

服用奥美拉唑剂量越大越好吗

对动物和人体的实验均显示，服用一定剂量奥美拉唑可以得到很好的抑酸效果，加大剂量抑酸作用并不会增强，对提高溃疡愈合率也无帮助。据文献报道，奥美拉唑 40 毫克，每日 4 次，24 小时 pH >4 的时间为 85%，pH >6 的时间为 65%，再加大剂量，抑酸作用并无加强。笔者观察，奥美拉唑每日 60 毫克，其抑酸作用已达顶峰，加大至 80 毫克，抑酸作用并不加强。使用奥美拉唑并非剂量越大抑酸作用越明显。

服用质子泵抑制剂能
根治消化性溃疡吗

目前认为幽门螺旋杆菌阳性的溃疡病病人,根除幽门螺旋杆菌后,可使顽固性溃疡容易愈合,并可大大减低溃疡病的复发率(10%以下)。根除幽门螺旋杆菌已成为治疗溃疡病的必要措施。经过多年临床研究,认为根除幽门螺旋杆菌以含质子泵抑制剂的新三联疗法最为有效,即以质子泵抑制剂加2种抗生素连续服用7~10天,最多不超过两周,不再用其他任何抗溃疡药,4周后复查溃疡的愈合率达90%以上,幽门螺旋杆菌的根除率也可达90%以上。从以上数据可以看出,单用质子泵抑制剂并不能根治消化性溃疡,用奥美拉唑与其他2种抗生素联用,可使绝大多数幽门螺旋杆菌阳性的消化性溃疡得到根治。

服用质子泵抑制剂奥美
拉唑有哪些不良反应

在临床应用中,病人对质子泵抑制剂具有良好的耐受性,不良反应的发生率低。奥美拉唑主要有以下几方面的不良反应:a.胃肠道反应:常规剂量下奥美拉唑(20~40毫克/日)可出现上腹痛、胀气、腹泻、恶心和呕吐,可能与胃酸过度抑制有关。b.神经内分泌系统:中枢神经系统的不良反应发生率为5%,出现精神症状(焦虑和抑郁)为1%,头痛为4%。c.胃黏膜形态的改变 –嗜铬细胞增生和类癌形成:长期服用大剂量奥美拉唑可使大鼠出现胃黏膜形态的改变—嗜铬细胞增生和类癌形成。但在人体应用奥美拉唑的治疗过程中,尚未发现胃黏膜中泌酸细胞的改变。d. 对肝脏的损害:也在动物实验中发现,在人体应用中尚未见到明显肝损伤的报道。e. 皮肤损害:少数病人服用奥美拉唑后出现皮肤红斑样损害或苔藓样改变,还有急性荨麻疹样改变。停药后可消失,这是药物变态(过敏)反应。

联合应用抑酸药能提高消化性溃疡疗效吗

临床上质子泵抑制剂抑酸作用强而持续,是目前治疗消化性溃疡最好的抗酸分泌药物,用它治疗消化性溃疡(包括有并发症者及难治性溃疡)能取得良好的效果。没有必要与其他抑酸剂如 H_2 受体拮抗剂联用。如果治疗胃泌素瘤所致溃疡,可适当加大质子泵抑制剂的剂量。

什么叫胃黏膜保护剂

保护胃黏膜不受对胃、十二指肠黏膜有损伤作用的攻击因子侵袭的药物,是胃黏膜保护剂。它包括:

① 铋制剂:这类药作用机制为在酸性环境下,可络合蛋白质形成一层保护膜覆盖溃疡面,从而防止胃蛋白酶、胃酸以及食物等的刺激;还可与胃蛋白酶形成复合物,降低其消化活性,与表皮生长因子形成复合物,聚集于病变部位,并保护表皮生长因子不为胃蛋白酶降解从而有助于溃疡愈合;促进前列腺素和碳酸氢盐的分泌,从而增强黏膜屏障的保护作用;对幽门螺旋杆菌有杀伤作用,抑制幽门螺旋杆菌所产生的蛋白酶、尿激酶和磷脂酶,从而防

止对黏液层的降解,保护其完整性。

② 铝制剂:硫糖铝是八硫酸蔗糖的氢氧化铝盐,在酸性环境下,有些分子的氢氧化铝根可离子化,与硫酸蔗糖复合离子分离,后者可聚合成不溶性带负电的胶体,能与溃疡面带正电的蛋白质渗出物相结合,形成一层保护膜覆盖溃疡面,促进溃疡愈合;硫糖铝还具有吸附胆汁酸和胃蛋白酶的作用,促进内生前列腺素的合成,并能吸附表皮生长因子使之在溃疡面浓集。

③ 前列腺素:前列腺素具有强烈的细胞保护作用,它可以抑制消化道分泌组胺、五肽胃泌素及胃酸分泌,对抗血栓素 A2 的收缩血管作用,增加黏膜血流。它还可增加胃的碳酸氢盐分泌,增加碱性微环境,增加胶质黏液层的厚度。

④ 其他:a.复方谷氨酰胺(麦滋林-S)颗粒是由 L-谷氨酰胺和水溶性奥组成,具有促进胃黏液分泌、促进 D 细胞分泌生长抑素、增强过氧化氢酶和谷胱甘肽过氧化物酶的活力,促进黏膜内前列腺素 E_2 的合成,抑制胃蛋白酶活性及因改变了幽门螺旋杆菌的生长环境而具有抑制幽门螺旋杆菌感染等作用,因而可促进溃疡愈合、预防其复发。b.思密达为双八面体蒙脱石,它对消化道内的病毒、致病菌及其所产生的毒素具有固定及抑制作用;对消化道黏膜有很强的覆盖能力;与黏液糖蛋白结合起修复和增强黏膜的屏障作用;吸附肠道内气体及具有消化道局部止血作用,故而对胃黏膜有保护作用。

治疗消化性溃疡有哪些
前列腺素 E 制剂

前列腺素及其衍生物是近 20 年来发现并日益引起人

们重视的一类抗溃疡药物。它具有加强胃黏膜防御功能，对治疗消化性溃疡和预防非类固醇消炎药所致的消化性溃疡均有一定的作用。目前临床上应用的前列腺素是人工合成的前列腺素 E 衍生物，主要有 enprostil（恩前列素）、misoprostol（米索前列醇，商品名喜克溃）。

为什么前列腺素 E 制剂也能治疗消化性溃疡

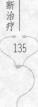

　　前列腺素可防止各种有害物质对消化道上皮细胞的损伤，对胃黏膜提供"细胞保护"作用。其保护作用的机制：a. 前列腺素能促进黏液的形成和释放，使糖蛋白含量增多，从而增加了黏液的黏滞性，保护黏膜避免与有害物质接触。b. 前列腺素能促进十二指肠分泌碳酸氢根。c. 前列腺素可促进表面活性磷脂的释放，从而增强胃黏膜表面的疏水性。d. 前列腺素能激活腺苷酸环化酶，增加细胞内环磷腺苷含量，刺激上皮细胞的主动转运过程和细胞的生长、修复，增强胃黏膜屏障。同时环磷腺苷具有稳定溶酶体膜的作用，可减少溶酶体酶的释出，减轻炎症。e. 维持黏膜钠泵功能，阻止 H^+ 的逆弥散。f. 增加黏膜血流。g. 减慢胃动力。h. 清除氧自由基。i. 维持迷走神经功能完整。拮抗血栓素 A_2 对胃黏膜的损伤作用。抑制炎症介质的释放。前列腺素 E_2 可抑制胃酸和胃泌素的释放。一些具有细胞保护作用的脑肠肽，如生长抑素、胰多肽、神经降压素、脑啡肽等，可能最终通过前列腺素起作用。表明前列腺素 E 制剂有较好的治疗消化性溃疡的作用。

米索前列醇治疗消化性溃疡有何疗效

米索前列醇是前列腺素 E_1 的衍生物,给予病人 200 微克,每天 4 次,或 400 微克,每天 2 次口服,连续服用 4 周,可使 50%~80% 的十二指肠溃疡愈合,38%~54% 的胃溃疡愈合,8 周的治愈率为 60%~90%,疗效与西咪替丁相近,但复发率(35%)明显低于后者(85%)。对非类固醇消炎药引起的胃十二指肠损伤有保护作用,疗效优于西咪替丁。由于该药的药价较贵,且对消化性溃疡的疗效并不优于其他抗溃疡药物,故目前临床较少应用。但对于预防非类固醇消炎药所致的消化性溃疡,还是优于其他药物。

服用米索前列醇会有哪些不良反应

服用米索前列醇的不良反应主要是腹泻、消化不良、肠胀气、恶心、呕吐。因可引起子宫收缩而导致流产,故计划怀孕的妇女禁用;也不应用于闭经妇女(当心早孕);低血压病人慎用。其不良反应还有月经过多、阴道流血、皮肤瘙痒、头晕、头痛等。

服用铋制剂治疗消化性溃疡有何疗效

铋制剂主要是指胶体铋,又称铋化合物,包括次硝酸铋、次水杨酸铋、次枸橼酸铋,临床上多用次枸橼酸铋(colloidal bismuth subcitrate,CBS)。其治疗溃疡病的机制并不在于对酸分泌的抑制,主要是它对黏膜细胞的保护作用。据研究,铋剂主要沉积在溃疡的底部,周围黏膜很少附着。在胃内酸性环境下,能与溃疡或炎性组织的糖蛋白结合,形成不溶性沉淀物,从而防止胃蛋白酶、胃酸以及食物等的刺激。铋剂还具有抑制胃蛋白酶、刺激碳酸氢根的分泌以及杀灭幽门螺旋杆菌的作用。临床常用剂量为 120 毫克,4 次/日,也可用 240 毫克,2 次/日,于餐前 30 分钟及睡前服用,两者疗效相同,4~6 周为 1 个疗程。4 周和 8 周的愈合率,在十二指肠溃疡分别为 70%~85% 和 88%~97%,在胃溃疡分别为 70%~75% 和 77%~87%,疗效与 H_2 受体拮抗剂比较无显著差异。但对 H_2 受体拮抗剂治疗无效的消化性溃疡,其 4 周治愈率可达 80%~85%,因此,可用于治疗难治性溃疡。另外,经铋剂治疗愈合的消化性溃疡较 H_2 受体拮抗剂及质子泵抑制剂治疗的溃疡复发率为低。

铋制剂能长期服用吗

长期大量服用铋剂可产生脑病。脑病的发生与血清中铋的浓度直接相关,铋浓度小于 50 微克/升认为是安全的,危险范围为 50~100 微克/升,血清铋浓度不应大于 100 微克/升。铋剂所致脑病的主要表现为双手发麻、易疲劳、易激动、注意力不集中,记忆力减退等,停药后症状可缓慢消失。笔者在临床上遇到有些病人无限制地服用铋剂,这是危险的。建议服用铋剂的疗程以 4~6 周为宜。

服用铋制剂会有哪些不良反应

铋制剂主要在胃内发挥作用，很少被吸收入血，故常规用药很安全，具有良好的耐受性。用药期间可出现舌苔及牙齿变黑，少数病人可出现头晕、头痛、腹泻、便秘、恶心、皮疹及一过性血清转氨酶增高，但不影响治疗，发生率很低，停药后会很快恢复。铋剂有一定的细胞毒性和神经毒性，长期服用有发生铋性脑病和肝肾损害的可能。尽管铋制剂尚无致畸胎作用的报道，但对妊娠妇女不主张应用铋剂。由于铋在肠道内形成硫化铋使大便的颜色发黑，容易与上消化道出血的黑粪相混淆。其实铋剂所致大便呈乌黑色，无光泽，隐血试验阴性。上消化道出血所致黑便呈柏油样，有光泽，隐血试验呈强阳性。

铋制剂为什么要在饭前服用

饭前服用铋制剂，有利于铋剂与溃疡面充分接触，与溃疡底的蛋白质结合形成复合物，凝聚成大的团块，从而形成一道防止盐酸消化的屏障，起到保护胃黏膜的作用。另外，铋剂必须在酸性环境下才能与溃疡面炎性组织的糖蛋白结合，饭前因胃酸未被食物稀释，胃液呈酸性，故强调需在饭前服用铋剂。

国产的胶体铋制剂有哪些

目前，市场上常见的国产胶体铋制剂主要有以下3种：

a. 枸橼酸铋钾, 商品名德诺, 丽珠得乐, 别名胶体次枸橼酸铋。每片相当于 110 毫克。b. 胶体果胶铋, 商品名维敏, 主要成分为碱式果胶酸铋钾。

硫糖铝药物有哪些剂型

硫糖铝是蔗糖硫酯的碱式铝盐, 它作为抗溃疡药物在临床应用已有近 30 年的历史。1932 年 Babkin 和 Komarov 发现胃黏液中含有硫酸软骨素, 具有抑制胃蛋白酶活性作用, 推测这种作用可能是胃黏膜防御因子之一。以后经过多年研究, 合成了许多抗胃蛋白酶制剂, 包括硫糖铝, 经临床应用, 唯有硫糖铝胶囊可作为抗溃疡的胃黏膜保护剂。目前临床上有混悬剂、胶囊剂和片剂 3 种剂型。效果以混悬剂最好, 胶囊剂次之。如用片剂, 应咀嚼成糊状后用温水吞服。硫糖铝必须在酸性环境下 (pH 2~3) 才能溶解凝聚成糊状黏稠物, 附着于溃疡黏膜表面, 在溃疡表面的保护作用比正常黏膜强 6~7 倍, 从而在溃疡表面形成一个保护膜。已溶解成适当浓度的混悬剂效果最好, 起效最快。据病人反映, 有些硫糖铝的片剂或胶囊剂, 服后仍由大便排出片剂或胶囊, 这样就起不到作用。所以提倡应用硫糖铝的混悬剂。

硫糖铝治疗消化性
溃疡有何疗效

硫糖铝作为八硫酸蔗糖的氢氧化铝盐, 在酸性环境下, 氢氧化铝根可离子化, 与硫酸蔗糖复合离子分离, 后者可聚合成不溶性带负电的胶体, 能与溃疡面带正电的蛋白质渗出物相结合,形成一保护膜覆盖溃疡面,促进前列腺素合成,吸附表皮生长因子并在溃疡处浓集,从而加强黏膜的防御能力,促进溃疡愈合。在临床上,每日 4 次,每次 1 克,在餐前 1 小时及睡前服,治疗胃溃疡 4 周和 8 周的愈合率分别为 36%~61% 和 75%~94%,治疗十二指肠溃疡 4 周和 8 周的愈合率分别为 41%~68% 和 79%~91%。与 H_2 受体拮抗剂比较,疗效无显著差异。硫糖铝还可克服因吸烟对十二指肠溃疡愈合的不利影响。目前临床常用的硫糖铝混悬液,商品名舒可捷。

服用硫糖铝会有哪些不良反应

口服硫糖铝只有少量被吸收,98% 的铝从粪便排出。据研究,口服后仅有 3%~5% 的硫糖铝以硫酸蔗糖的形式从小肠吸收入血液,铝的吸收量不足 0.02%,且少量吸收的铝很快从肾脏排出,不会在体内聚积(除肾功能衰竭者外)。硫糖铝作为促溃疡愈合药,其安全性和耐受性均较好。便秘是其主要不良反应,发生率约 2.2%,对便秘者应禁用,个别病人可出现口干、恶心、胃痛等。硫糖铝在肠道内可与磷结合,长期服用可能会导致低血磷。此外,吸收入血液的铝通过肾脏排出,对肾功能不全者可能会导致铝在体内蓄积,应慎用。硫糖铝在 pH 4.0 以上时溶解度小,黏膜保护作用减弱,与抑酸药合用可能会降低其疗效。目前,其对胎儿影响不明确,妊娠病人只有在明确需要时才能使用,但因其胃肠道吸收极少,对哺乳病人应用还是安全的。硫糖铝与阿米替林、环丙氟哌酸、酮康唑、诺氟沙星、苯妥英、舒必利和缓释茶碱同时服用时,可显著降低这些药物的生物利用度,使用时应予注意。

服用复方谷氨酰胺(麦滋林–S)
颗粒治疗消化性溃疡有何疗效

复方谷氨酰胺(麦滋林–S)颗粒的主要成分是 L–谷氨酰胺和水溶性䓫,具有抗炎、抗溃疡、促进组织修复的作用。L–谷氨酰胺是从新鲜卷心菜中分离出来的氨基酸,能促进胃黏膜中己糖胺与黏液蛋白的生物合成,减少对溃疡周围组织的破坏,加速溃疡周围组织再生。水溶性䓫是来自甘菊花主要成分系列化合物的衍生物,具有抗胃蛋白酶作用和消炎作用,还可以抑制组胺释放,刺激肉芽组织及上皮组织的形成,促进上皮细胞的再生。因此,复方谷氨酰胺(麦滋林–S)颗粒具有促进胃黏膜的新陈代谢,加速胃黏膜上皮细胞再生与加强胃黏膜的保护性屏障作用。经实验和临床证实,复方谷氨酰胺(麦滋林–S)颗粒对胃和十二指肠球部溃疡的愈合有促进作用。与 H_2 受体拮抗剂联合应用,可缩短溃疡病的疗程,两者有很好的协同作用。对已治愈的溃疡病人,连续服用复方谷氨酰胺(麦滋林–S)颗粒具有预防溃疡复发的作用。它是一种较为安全的药物,毒性低,无明显不良反应,仅偶有轻微的恶心、便秘、腹泻等症状。可作为胃黏膜保护剂治疗消化性溃疡。

消化性溃疡胃痛消失
了就可停药吗

消化性溃疡病人有90％左右有腹痛,且大多数人腹痛有其特征性,即长期、反复发作、周期性、节律性的疼痛。疼痛给病人带来痛苦,也成为溃疡病治疗的首要目的。但溃疡病的治疗不仅仅是为了解除疼痛,更主要的是促进溃疡愈合,防止并发症和预防复发。用药后,虽然胃痛消失,但溃疡尚未愈合,因此过早停药会影响溃疡的愈合质量,容易使溃疡复发和出现并发症。特别是许多碱性抗酸药,中和胃酸的作用、止痛效果迅速,但也不能按胃痛消失来停药。应按标准疗程治疗消化性溃疡,不是以胃痛消失作为停药指征。

延长服药疗程能治愈消化性溃疡吗

溃疡愈合的自然进程,一般最短 2 周,最长 3 个月。药物的干预能缩短愈合的时间,但延长抗溃疡药物的疗程并不能治愈消化性溃疡。在继续用药期间,只能维持溃疡愈合。目前认为,溃疡的复发有其复杂的因素,多与幽门螺旋杆菌、非类固醇消炎药、吸烟、精神因素等有关。不过,不同的抗溃疡药物停药后消化性溃疡的复发率有所不同。以质子泵抑制剂停药后复发率最高,H_2 受体拮抗剂次之,铋剂和硫糖铝停药后的复发率最低。要治愈消化性溃疡,靠延长抗溃疡药物的疗程是不行的,因停药后溃疡仍会复发。

治疗消化性溃疡需多长时间

消化性溃疡在任何有效治疗下,大多数在 4~8 周内溃疡愈合,因此加速溃疡愈合的药物疗程可定为 4~8 周。少数在 4~8 周时仍不愈合但有改善者,可继续服用一个疗程或改用其他药物一个疗程。胃溃疡与十二指肠溃疡的疗程有些不同，一般胃溃疡的疗程较十二指肠溃疡的疗程长 2 周。另一种是预防溃疡复发的维持治疗，一般持续半年到 1 年，甚至可持续 5 年，或间歇用药。不应无目的、无限制地交替应用多种药物，以免造成药物浪费。

联合用药能提高疗效吗

治疗消化性溃疡的药物品种繁多，治疗时应选用止痛效果好、溃疡愈合快、不良反应小、停药不易复发、价格低廉的药物为主。很多学者研究过几种药物的联合应用，均未证实有协同作用。如将 4 种常用治疗溃疡病十分有效的药物西咪替丁、硫糖铝、雷尼替丁、抗酸药联合应用，结果任何两种药物的联合应用并不比单一的药物更有效。表明，同时应用几种抗溃疡药物并不能提高疗效。相反，同时应用几种抗溃疡药物有时还会降低疗效，例如，碱性抗酸药可抑制 H_2 受体拮抗剂的吸收，不宜与之同用。临床和研究均证明，应用单一抗溃疡药物已能较满意地控制症状，加速溃疡愈合，无需多种抗溃疡药物联合应用。

有根治消化性溃疡的药物吗

消化性溃疡易复发。过去曾有统计，第一次治愈后 2 年内复发率高达 60％~80％，发作之间的缓解期长短不一。所有抗溃疡药物只能达到加速愈合，缩短病程，减少并发症发生的目的。治愈停药后，均易复发。有学者认为，越有效的药物停药后越易复发，故无根治药物。当然，针对病因治

疗另当别论。随着科学技术的发展,已有统计资料显示,针对消化性溃疡的病因治疗,可使很多病例得到根治。主要见于下列情况:a. 幽门螺旋杆菌阳性病人。根治幽门螺旋杆菌可预防消化性溃疡的复发,达到根治的目的。b. 阿司匹林/非类固醇消炎药所致消化性溃疡的病人,在老年溃疡病病人中尤其常见。研究表明,停用阿司匹林/非类固醇消炎药药物,并使用促进溃疡愈合的药物,可令人满意地治愈消化性溃疡,避免复发。

患了消化性溃疡
需手术治疗吗

过去由于内科治疗消化性溃疡效果不理想,易反复发作,发生各种合并症,影响病人生活质量,因此外科手术治疗该病屡见不鲜。外科治疗是将分泌胃酸较多的胃部连同迷走神经一并切除,使胃酸尽量减低。良好的外科手术确能达到治愈溃疡的目的。但胃大部切除术后,常可发生各种并发症,给病人带来终身遗憾,时间长,也会增加残胃癌的发生率。自 20 世纪 70 年代发现第一个 H_2 受体拮抗剂西咪替丁后,给该病的治疗带来了一场革命。进入 80 年代、90 年代,新的 H_2 受体拮抗剂不断推出,又推出了质子泵抑制剂,这对该病的治疗又是一个飞跃。最近又证实根治幽门螺旋杆菌感染,能预防大多数溃疡复发。目前对该病的内科治疗,不论是迅速控制症状和促进溃疡愈合,或预防复发、防止并发症的发生,均已达到令人十分满意的效果。单纯的无并发症的良性消化性溃疡不再需外科治疗了。正如一位权威外科教授所说:"过去我们外科曾抢走了应由内科治疗的消化性溃疡病人,现在应该是我们将这些溃疡病人交还给内科的时候了。"

哪些消化性溃疡需
进行手术治疗

目前,内科治疗溃疡病疗效卓越,对单纯良性溃疡病已不需要手术治疗。但有下列情况时,需考虑外科手术治疗:a.溃疡病合并急性大出血,经非手术方法治疗无效者。目前有急症内镜下十分有效的止血措施,继之以强力抑酸药,如奥美拉唑(洛赛克)静注,快速提高胃内 pH 值,可预防再出血,故因出血而手术者已很少。b.急性溃疡病穿孔,特别是餐后穿孔者,需及时手术。c.合并器质性幽门梗阻。有些溃疡病病期较长,反复发作,致使瘢痕形成,使幽门出口狭窄,胃排空困难,此时常需外科手术治疗。以幽门管溃疡和十二指肠溃疡多见,如为溃疡急性期,因充血、水肿、痉挛所致者,待溃疡好转后,梗阻也即消失,这种幽门梗阻无需手术。d.胃溃疡癌变或癌变不能排除者。当胃黏膜活检病理切片已显示有癌细胞,或有重度不典型增生者,以进行手术治疗为宜。e.穿透性溃疡。当溃疡穿透胃或十二指肠后壁的肌层、浆膜层而发生穿孔,往往与邻近脏器如肝、胰、横结肠等粘连,称穿透性溃疡,这种溃疡常不能用内科治疗使溃疡愈合,需手术治疗。f.所谓"难治性溃疡",如幽门管溃疡、十二指肠球后溃疡、巨大溃疡等,过去都是手术治疗指征,目前不一定需要手术,应先争取内科治疗。据临床观察,经强力抑酸药治疗,大多数能达到溃疡愈合,无需进行外科手术治疗。

手术治疗消化性溃疡
会有哪些并发症

　　各种胃手术后的并发症,有的和手术操作有关(多属近、中期并发症),有的由于术式本身带来的解剖、生理和消化功能改变,代谢障碍所引起(多属远期并发症)。

　　① 胃大部切除术后并发症:常见的有:a. 术后胃出血。b. 十二指肠残端破裂。c. 胃肠吻合口破裂或瘘。d. 术后梗阻。可分为输入段梗阻、吻合口梗阻和输出段梗阻 3 类。共同症状是大量呕吐(呕胆汁或不含胆汁)、不能进食。e. 倾倒综合征与低血糖综合征。f. 碱性返流性胃炎。g. 吻合口溃疡。h. 营养不良。由于胃肠道吸收功能紊乱所致,常见的有体重减轻、贫血、腹泻与脂肪泻、骨病等。I. 残胃癌。

　　② 迷走神经切断术后并发症:有的并发症与胃大部切除术后相似,如倾倒综合征、呕吐胆汁、消化不良、腹泻、溃疡复发。溃疡复发率较高,据报道一般为 3%~10%,高于胃大部切除术的 1%,常为手术切断迷走神经不彻底所致。其余常见并发症有胃潴留、吞咽困难、胃小弯坏死穿孔等。

中成药治疗消化性
溃疡有何疗效

　　目前治疗消化性溃疡的中成药种类繁多,它们对解除消化性溃疡病人的症状、促进溃疡愈合确有一定的疗效。但与西药相比,由于西药已经过无数中外科学家及临床工作者的艰苦细致的工作,已经从分子水平上阐明其机制,并在临床上已形成规范、严格的用药指征和方法,中成药在这些方面还有许多工作要做。中成药起效慢、服用方法复杂、价格也不便宜，这些与西药相比，也需要进一步改进。

中西联合用药能提高
消化性溃疡的疗效吗

质子泵抑制剂和 H_2 受体拮抗剂等西药，经过长期的实验和临床验证，已形成系统的治疗方案，并已取得良好的治疗效果。在这些治疗方案中，并没有与中药合用的经验。目前尚无证据显示中药联合西药治疗，能提高消化性溃疡的疗效。

几种中成药联合应用可行吗

虽然在临床工作中已证实中成药治疗消化性溃疡确有一定疗效，但这些治疗方法的主要缺陷是未经严格的实验和临床验证，不能明确其化学结构和机制，没有系统的治疗方案。至于联合应用几种中成药治疗消化性溃疡更没有依据，因此，不主张联合应用几种中成药治疗消化性溃疡。

消化性溃疡病人
应怎样选用药物

治疗消化性溃疡病的药物发展较快，品种较多，治疗时应注意选用止痛效果好、溃疡愈合快、不良反应小、停药不易复发、价格低廉药物为主。H_2 受体拮抗剂可作为胃十二指肠溃疡的首选药。对伴有幽门螺旋杆菌感染的病人，应予根除幽门螺旋杆菌治疗。胃溃疡和十二指肠溃疡虽同属消化性溃疡病,但在胃酸分泌上,后者半数超过正常,前者多处于正常或低于正常。对胃溃疡的治疗上,应选用增强黏膜抵抗力的药物,特别是对服用非类固醇消炎类药物的病人,有利于胃溃疡的愈合。

怎样治疗难治性消化性溃疡

经系统抗溃疡药物治疗,即应用 H_2 受体拮抗剂治疗十二指肠溃疡 8 周,胃溃疡 12 周,溃疡仍未愈合时,称为难治性溃疡。幽门螺旋杆菌感染是顽固性溃疡的一个重要因素,其他因素还有:a. 治疗不正规或不系统;b. 穿透性溃疡;c. 特殊原因所致消化性溃疡,如胃泌素瘤;d. 某些疾病或药物影响药物吸收或效价减低;e. 误诊,如胃或十二指肠恶性肿瘤;f. 不良诱因存在,包括吸烟、酗酒、激素或非甾体类药物的应用及精神应激等。治疗上,对于合并幽门螺旋杆菌感染的顽固性溃疡,美国国立卫生研究院(NIH)推荐用奥美拉唑与抗生素联合治疗,且奥美拉唑的剂量每日服 2 次,每次 20 毫克。对于幽门螺旋杆菌感染阴性的顽固性溃疡,则应去除诱因,采用合理的系统治疗,或使用强抗酸分泌药物——质子泵抑制剂,并增加药量,延长用药时间。

消化性溃疡病人长期在服药为何仍有症状

消化性溃疡病人一直在服药而仍有症状,要考虑以下几个问题:a. 如经胃镜证实溃疡仍未消失,可能为难治性溃疡,必须调整治疗方案。b. 如经胃镜证实溃疡已消失,大多可能为功能性消化不良所致。c. 还要注意排除胃以外疾病,如胰腺、胆道、结肠等病变也可以引起腹痛、腹胀等症状。

老年人消化性溃疡在治疗上应注意些什么

老年人消化性溃疡的治疗原则与青壮年相同,但由于老年消化性溃疡病程一般比较长,溃疡的修复能力比较差,药物治疗的疗程应相对比较长。老年人消化性溃疡的治疗应因人而异。首先应明确引起溃疡的病因,如与幽门螺旋杆菌相关的溃疡,应在抗溃疡的同时,加用抗幽门螺旋杆菌药物的治疗;对因患有心脑血管疾病或骨关节疾病等长期服用如阿司匹林、芬必得等非类固醇消炎药而引起溃疡的病人,如不能停用相关的药物,应同时服用 H_2 受体拮抗剂或质子泵抑制剂。复方降压片中含有利舍平,因其有类似组胺的作用,长期使用可使胃酸分泌增多,增加了发生溃疡的危险性,可改换其他抗高血压药物。对巨大溃疡者更应延长抗溃疡药物的时间。老年溃疡病人常合并高血压病、缺血性心脏病、慢性支气管炎、肺气肿、糖尿病、类风湿关节炎等不利于溃疡愈合的疾病,在治疗上积极控制原发疾病也很重要。

老年消化性溃疡合并症在治疗上应注意些什么

老年人消化性溃疡合并症多,病死率高。治疗上要综合考虑、谨慎从事。老年人常有多系统疾病存在,血管硬化,弹性差,合并出血往往不容易止血,再出血发生率也高。

因此,除积极采取支持疗法和药物治疗以外,应密切注意生命体征、用药疗效以及出血量和速度,以决定是否需要手术。对出血者首先应在 24~48 小时内进行急诊胃镜检查与镜下止血。对那些症状严重、反复出血者应不失时机地进行手术治疗。对良性幽门梗阻可采用内科治疗和内镜下扩张治疗,多数可以缓解。合并穿孔以及溃疡发生癌变者,应以手术治疗为主。

儿童消化性溃疡在治疗上应注意些什么

儿童消化性溃疡病的治疗,应首先选择药物治疗,目的是缓解症状、促进溃疡愈合、防止并发症、预防复发。对幽门螺旋杆菌阳性的消化性溃疡病人,还应进行根除幽门螺旋杆菌的治疗。对有应激等因素者,应积极控制原发病。治疗溃疡病常用的药物包括 H_2 受体拮抗剂、质子泵抑制剂、胃黏膜保护剂等。H_2 受体拮抗剂目前是治疗和预防儿童溃疡病的主要药物,最常用的是雷尼替丁,不良反应极少,又可以静脉和口服用药。口服药疗程一般是 6~8 周。质子泵抑制剂在儿童中的安全性尚未正式确立,目前尚不推荐在儿童中常规应用,但对于难治性溃疡、上消化道大出血等情况,可谨慎使用,可望取得良好的疗效,但不主张大剂量和长期使用。胃黏膜保护剂中的硫糖铝疗效较好,不良反应较少,可在儿童中使用。铋剂既有胃黏膜保护作用,同时又有杀灭幽门螺旋杆菌的作用,但长期大剂量服用有神经毒性和肾毒性,儿童体内血浆铋的安全阈限尚不清楚,目前不主张在儿童中使用。另外,活动期消化性溃疡病儿应适当休息,饮食宜选易消化食物,饮食要有规律,少量多餐有时能缓解症状,能刺激胃酸分泌增多的可乐饮料等应尽量不喝或少喝,消除紧张、焦虑的情绪,也有利于溃疡病的康复和降低复发率。

胃镜下的气囊扩张术治疗
幽门梗阻能代替手术治疗吗

在多数情况下,幽门梗阻时溃疡常伴有炎症和水肿,给予胃肠减压和积极的抗溃疡治疗后可使症状缓解,但禁用抗胆碱能药物,如阿托品、颠茄等,因这类药物可使胃松弛和胃排空延迟,加重胃潴留。若积极的内科治疗也不能缓解病情,梗阻常是纤维瘢痕收缩引起,近年来采用胃镜下气囊扩张术治疗,获得了良好的短期或中期效果,病人能恢复正常饮食。但长期效果不满意,大部分病人仍要施行手术治疗,原因是气囊扩张时的破裂黏膜,日后仍会形成瘢痕狭窄,故胃镜下气囊扩张术不能完全代替手术治疗幽门梗阻。

幽门梗阻时需要
胃肠减压治疗吗

消化性溃疡病人中,约有2%可出现幽门梗阻。正常的幽门管直径为10~20毫米,可扩张至25毫米,在有症状的幽门梗阻中,幽门管直径常小于6毫米。外径11毫米的胃镜不能通过幽门,近似完全性幽门梗阻。这时应放入鼻导管进行胃肠减压,可让胃部松弛休息,有利于减轻幽门和十二指肠黏膜炎症、水肿,是内科治疗幽门梗阻的主要方法。50%以上的消化性溃疡合并幽门梗阻病人往往因幽门出口的瘢痕形成所致,这种病人最终需进行外科手术或内镜下气囊扩张术治疗。胃肠减压能缓解幽门梗阻症状,胃肠外给病

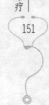

人补充水、电解质和营养物质,以增强体质,有利于病人梗阻缓解后择期进行合适的治疗。幽门梗阻症状轻微,治疗溃疡病后能迅速缓解,可不作胃肠减压。这种病人大多属不完全幽门梗阻,其病理原因往往是幽门、十二指肠溃疡引起的黏膜充血、水肿和炎症。溃疡治愈后,幽门梗阻也即好转。

消化性溃疡合并幽门梗阻必须手术治疗吗

消化性溃疡合并的幽门梗阻,胃溃疡和十二指肠溃疡均可发生,后者占80%~90%。梗阻发生在溃疡活动期,幽门管溃疡或十二指肠溃疡可引起幽门痉挛、水肿、急性炎症。这种幽门梗阻经内科抗溃疡治疗可使幽门痉挛解除,炎症和水肿消退,病情得以缓解。如因纤维瘢痕收缩引起的幽门梗阻,往往不能用内科疗法治愈。外科手术是治疗幽门梗阻的主要方法,常用胃空肠吻合术加迷走神经干切断术,可减少溃疡复发。近年来,在内镜下进行气囊扩张术治疗幽门梗阻取得了较好的疗效。但经该术治疗的病人仍易复发,故其适应证为年龄较大或手术有危险的病人。还有些消化性溃疡合并幽门梗阻的原因,既有活动性溃疡所致的幽门痉挛、水肿等,同时也有纤维瘢痕所致。这时应先治疗活动性溃疡,以后再视梗阻程度,决定是否做手术治疗。

消化性溃疡并发穿孔后一定要手术治疗吗

消化性溃疡并发穿孔有两种情况:一种是游离穿孔,也称急性穿孔,它导致胃肠内容物向腹腔流出;另一种是穿透,即溃疡穿透胃肠壁全层,但是基底部为邻近脏器封闭,故无胃肠道内容物流出。游离穿孔常需要急诊手术治疗。有些病人穿孔比较小,可自行愈合,小孔也可被水肿和分泌物堵塞,这种穿孔有时也称亚急性穿孔,一般只引起局限性腹膜炎,可以避免外科手术。急性穿孔的急救措施首先是内科治疗,纠正休克和电解质紊乱;胃肠减压以减少胃、十二指肠分泌物流入腹腔,也可避免咽下的空气引起腹胀;广谱抗生素或联合应用抗生素控制感染,并积极缓解腹痛,经积极内科治疗一般情况稳定者,可暂不手术。但是,年龄大、体质虚弱的病人需要早期手术,否则,病死率会明显增加。

什么是老年人消化性溃疡穿孔的最佳治疗

穿孔是老年人消化性溃疡的第二位并发症。胃溃疡穿孔多见于老年人,由于胃溃疡穿孔口径较大,胃内容物流出量多,故难以自行愈合,易于引起危及生命的弥漫性腹膜炎。老年人反应能力降低,应急性差,即使穿孔也缺乏典型的如发热、腹痛、腹肌紧张、白细胞升高等表现,约半数以上病人在穿孔 24 小时以后才来就诊。此外,老年人常同时存在一些其他疾病,影响预后,老年人消化性溃疡穿孔的病死率高达 25%。老年人的最佳治疗是早期手术,术式宜采取单纯缝补术。

哪些消化性溃疡合并大出血病人需急诊手术

胃镜检查和胃镜下止血虽然是消化性溃疡合并出血的

首选治疗方法，止血成功率很高。但也有少数病人止血失败，对下列病情者需手术治疗：a. 经胃镜治疗后血流动力学不稳定；b. 胃镜下见有明显血管断端，止血失败者；c. 溃疡反复出血，输血量已超过 1 000 毫升者。老年病人手术指征适当放宽，对那些症状严重、反复出血者应不失时机及时进行手术治疗。

消化性溃疡大出血一定要输血吗

消化性溃疡大出血病人在数小时内失去 1 000 毫升或有效循环血容量 20％以上者，往往伴有急性周围循环衰竭的临床表现，常需要紧急输血，以纠正休克，维持生命体征。但输血有许多不良反应，如传染病毒性肝炎、爱滋病等，输血反应可致发热、皮疹和溶血等。因此，年轻体健者可在补充足够的晶体胶体液，生命体征稳定后进行胃镜下检查和止血，不一定都要输血。以下指标可作为紧急输血参考：a. 血红蛋白降至 60~70 克/升；b. 平卧时收缩压低于 12 千帕（90 毫米汞柱），或原有高血压者低于原血压 50％以上，经补液不上升；c. 平卧时血压虽恢复，但将头抬高 75 度，3 分钟后血压又下降，心率增加 30 次/分以上，或出现昏厥；d. 平卧时血压仍不恢复，反超下降，说明还在继续大量出血，需立即输血。

消化性溃疡大出血病人一定要禁食吗

消化性溃疡合并大出血，如有恶心、呕吐（呕血）者，胃胀满或处休克状态病人应该禁食,直至上述情况消失一天后可开始流质饮食,再观察 2~3 天,病情稳定可改食半流质饮食,逐渐过渡到正常饮食。出血量少、无呕吐者,可选用温凉、清淡的流质饮食。以前主张多饮牛奶,现在有不同意见。进食后会中和胃酸,容易保持水与电解质平衡,保证营养,而且进食可促进肠蠕动,胃肠道内积血易于下行,从而减少恶心、呕吐,对止血和溃疡愈合均有利。

消化性溃疡合并大出血应首选什么方法止血

据统计,约 80% 的消化性溃疡合并出血可以自行停止出血。但合并大出血时,因出血量大,易引起周围循环衰竭,危及生命,必须立即给予止血。消化性溃疡合并出血的首选止血方法是胃镜下止血。凡有呕血、大量黑便及低血压和血液动力学不稳定的病人,在复苏治疗后,均应立即接受胃镜诊治。胃镜不仅能迅速查明出血的原因,还可进行止血治疗。常用的抑酸药物,如质子泵抑制剂和 H_2 受体拮抗剂,虽能抑制胃酸分泌,提高胃内 pH,以利于出血处血栓形成而止血,但它们本身并无直接止血的功能。

胃镜下有哪些止血方法

现行的胃镜下止血方法很多,主要有注射疗法、热凝疗法和注射热凝联合疗法。a. 注射疗法。是通过塑料或金属外鞘的注射针向出血部位注入肾上腺素、硬化剂或促血栓形成物质。注射稀释的1：10 000肾上腺素是控制溃疡活动性出血安全而有效的方法。肾上腺素对组织没有损伤，不会造成溃疡出血或穿孔。硬化剂的紧急止血效果不如肾上腺素，而且对组织有损伤作用，因而限制了其注射剂量。大多数内镜学家以硬化剂作为肾上腺素治疗的辅助手段，用以栓塞溃疡基底部的血管。常用的硬化剂有1％乙氧硬化醇、油酸氨基乙醇、十四烷基磺酸钠和无水乙醇。高浓度纤维蛋白原和凝血酶作为促血栓形成物质已用于临床治疗溃疡出血。有学者报道，联合注射肾上腺素和凝血酶可显著减少再出血的发生率及病死率。b. 热凝疗法是机械疗法和热疗相结合，即所谓接触性热凝，可有效地封闭血管，减少组织损伤。常用的有热探头和多极电凝法。c. 注射及热凝联合治疗。有学者报道，注射及热凝联合疗法对有喷血现象的溃疡病出血疗效较好。d. 血管钳。对喷射性的动脉出血，以血管钳止血，疗效最可靠，血管钳可自行脱落排除。

怎样预防消化性溃疡合并出血病人再次出血

消化性溃疡合并出血，有活动出血者均应首选胃镜下止血。不论是胃镜下已止血成功，或有新近出血征象，如溃疡内有血痂或凝血块、血管显露等，均会再次出血。如何预防再次出血呢？据最新研究，胃酸的存在，非但对止血不利，且对已止血的血痂、凝血块等会被消化，从而发生再次出血。因此，目前均主张应用抑酸药抑止胃酸分泌，使胃内酸碱度（pH）提高到 6 以上，有预防再出血的作用。用足量的质子泵抑制剂可使胃内酸碱度达到 6 以上，H_2 受体拮抗剂一般不能达到这个要求。

止血药对消化性
溃疡出血有效吗

迄今为止,消化性溃疡出血后能起到止血疗效的唯一方法是胃镜下止血。至于一般的止血药,如卡巴克络(安络血)、酚磺乙胺(止血敏)、6－氨基己酸、氨甲环酸(止血环酸)、维生素 K 等,经临床试用,对该病无止血作用。如凝血酶,目前用于胃镜下直接喷洒、口服疗效不可靠。最近应用巴曲酶(立止血)是否有效,尚需积累更多的资料。其他血管收缩剂,如垂体加压素类制剂,很少用于消化性溃疡出血。生长抑素价格昂贵,对消化性溃疡出血的疗效并不理想,也很少应用。

消化性溃疡合并出血
必须手术治疗吗

消化性溃疡合并大出血会导致周围循环衰竭,危及生命,是一个重症疾患,在胃镜技术和抑酸药物非常发达的今天,大部分病人已不需要用手术治疗了。据统计,80％的消化性溃疡出血可以自行停止出血,出血不止的病人可通过胃镜下注射药物或热凝疗法治疗,成功率超过 90％。除非经积极内科治疗,包括胃镜下止血,仍持续出血,特别是出血呈喷射样的动脉出血,这时还需外科手术治疗。老年病人体质差,易有并发症,对出血耐受性差,若胃镜下止血疗效不佳或再次出血宜进行早期手术。

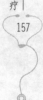

消化性溃疡病人再次出血用哪些抑酸药更有效

消化性溃疡合并出血时,首先应用胃镜下止血。据报道胃镜下止血成功后,仍有 16% 的病人可能再次出血。如何预防再出血,不是应用一般止血药,而是选用抑酸药。据最近研究,胃内胃酸对消化性溃疡大出血的止血是不利的,体液及血小板诱导的止血作用,只有在酸碱度(pH)大于 6 时才能发挥,有少量酸的情况下,血小板的凝集及凝血块的形成就会受到抑制。新形成的凝血块在 pH 小于 5 时会迅速被消化。基于以上原理,主张应用具有强烈抑酸作用的药物才有效。在常用的质子泵抑制剂中,奥美拉唑(洛赛克)针剂能快速使胃内 pH 提高到 6 以上,是最为有效的预防消化性溃疡再出血的药物。一般常用的 H_2 受体拮抗剂很难达到此要求,如大剂量给药,也可使胃内 pH 大于 6,但目前常用的还是奥美拉唑(洛赛克)针剂。

消化性溃疡合并活动性出血有哪些治疗方法

急性上消化道大出血目前多主张急诊胃镜,不但能及时明确诊断,而且还可在胃镜下进行止血治疗。消化性溃疡合并大出血,在急诊内镜下如看到溃疡处有喷泉样出血、活动性渗血或滴血、统称为活动性出血。这时均应在内镜下做止血治疗。喷泉样出血大多为比较大的动脉破裂出血,采用药物治疗常无效,过去大多作外科手术治疗。目前也可在内镜下止血,可以用肾上腺素注射、热探头、激光或电灼等方法进行止血治疗。最近又有血管钳止血方法,对这种活动性出血疗效较为可靠。渗血或滴血大多为小血管或静脉出血,也可采用以上各种方法进行止血,但常用的是肾上腺素局部注射,也可以凝血酶喷雾止血。凡是内镜下示有活动性出血者,一定要千方百计地在内镜下止血成功,看到出血已停止才可拔镜。病人回病房后仍需密切观察,因内镜下虽已止血成功,但仍有可能再次出血。据临床观察,约有50%可发生再出血。为了减少再出血,目前主张以强烈的抑酸药,使胃内酸碱度(pH)维持在6以上,这样可抑制胃液对凝血块的消化作用从而起到永久性止血。据临床报道,以奥美拉唑静脉给药,可快速使胃内 pH 提高到6,证实预防再出血的有较好疗效。

消化性溃疡合并新近出血有哪些治疗方法

消化性溃疡合并出血在急诊内镜下可看到溃疡面有凝血块附着,呈黑褐色或红色斑点,血管栓塞(也称血管显露)者,统称为新近出血征象,说明该溃疡新近有出血,但现已止血。它与只见活动性溃疡但无上述出血征象者,有着十分不同的意义。据临床观察示有新近出血征象者,有再出血的可能,如血管显露者表明是已破裂的动脉管,据报道其再出血率高达43%。对这种病例也应密切观察,以奥美拉唑静脉给药,使胃内 pH 迅速升高至6以上,预防再出血。也有学者提出,对血管显露者,在内镜下于显露血管内或血管旁注射硬化剂,更可减少再出血。据临床统计,有急性上消化道出血临床征象的消化性溃疡病例,约80%出血可自行停止,故在急诊内镜下只见有活动性溃疡,已无任何出血征象。因此,如要评价一个药物对消化性溃疡出血是否有预防再出血的疗效,一定要选择消化性溃疡活动出血在内镜下已止血成功,消化性溃疡有新近出血征象者,作为治疗对象,这样作出的结论才有意义。

什么叫消化性溃疡复发

消化性溃疡是慢性病,病人得病后往往陪伴多年,有研究认为消化性溃疡的自然病程为 8~15 年。在临床上当消化性溃疡活动发作,即使不应用抗溃疡药物,如无合并症,病人也会自愈。据统计,自愈时间较长,在 3 个月以上。自愈后,隔一时间,会再次出现溃疡和相应症状,如此反复发作,间隔时间长短不一,有数年发作一次,也有一年内发作一次或数次,这叫作消化性溃疡复发。目前虽有强有力的抗消化性溃疡药物,能很快使溃疡症状消失,减少溃疡的并发症,溃疡可在 4~6 周内愈合结疤,可谓已治愈。遗憾的是停用抗溃疡药物后,病人又会出现临床症状,经内镜检查又证实有溃疡,因此,有效的抗溃疡药物,仍不能预防消化性溃疡的复发。据有关资料研究表明,十二指肠溃疡愈合后每年复发率高达 50%~80%,平均 70%;30%~43% 的十二指肠溃疡病人,每年出现一次复发;16%~30% 每年复发 2 次,3%~5.6% 每年复发 3 次或 3 次以上。胃溃疡的复发情况大致与十二指肠溃疡病人相似,大约有 1/2 至 2/3 的胃溃疡病人在溃疡愈合后的 2 年内有复发。消化性溃疡的复发问题,正是医学研究的热点问题。

有哪些因素会导致
消化性溃疡复发

　　据最近研究,消化性溃疡的复发与以下几个因素有关:
a. 幽门螺旋杆菌感染:非但与消化性溃疡的发病有关,且与
消化性溃疡的复发有很大关系。有学者总结分析了 700 例
十二指肠溃疡病人的复发情况,发现未根除幽门螺旋杆菌
者,一年内溃疡复发率为 80％;根除者,其复发率仅为 4％;
对胃溃疡病人,同样幽门螺旋杆菌未根除者,一年内复发率
为 47％,根除者一年中无一例复发。目前公认与幽门螺旋
杆菌相关性的消化性溃疡,未根除幽门螺旋杆菌是消化性
溃疡复发的一个重要因素。b. 药物因素:常见的药物有非
类固醇消炎药、肾上腺皮质激素、利舍平,它们既是消化性
溃疡的致病因素,也是消化性溃疡的复发因素。患有消化
性溃疡的病人,如服用上药,可使已愈合的溃疡复发,特别
是胃溃疡。c. 吸烟、饮酒和其他饮料:据流行病学资料证
明,吸烟可以增加十二指肠溃疡的复发。有文献报道,每晚
服用雷尼替丁 150 毫克作维持治疗十二指肠溃疡,观察一
年,吸烟者溃疡复发率为 23％,不吸烟者为 3.3％,两组有
非常显著差异,表明吸烟是一个使溃疡复发的因素。研究
表明,虽然饮用白酒、红酒、咖啡、可口可乐和茶叶等饮料,
均可明显刺激人的胃酸分泌增加,但还没有足够资料证明
饮用酒和上述饮料能增加消化性溃疡的复发。d. 饮食:目
前尚未证实不同的食物对消化性溃疡的发病和复发有何影
响,但多认为三餐无定时、暴饮暴食是一个常见促发消化性
溃疡复发的因素。e. 精神神经因素:现多认为精神紧张、焦
虑、情绪不稳定、患有其他严重疾病而处于应激状态的人,

易使消化性溃疡复发。f. 不同抗溃疡药物与消化性溃疡复发的关系:有报道称,用 H_2 受体拮抗剂治愈的十二指肠溃疡,其复发率高于用抗酸药治愈者,以质子泵抑制剂治愈的消化性溃疡较 H_2 受体拮抗剂治愈者的复发率高,且停药后不久即复发;以铋剂治愈的十二指肠溃疡复发率低,年复发率仅为 37%。

外科手术治疗消化性溃疡可预防溃疡复发吗

胃大部切除术、迷走神经切断术,在过去是预防消化性溃疡复发的主要有效手段,通过这些手术使胃酸分泌显著减少,使溃疡复发率明显下降。但手术毕竟有一定风险,且有一定痛苦,更重要的是术后会发生各种各样的并发症,影响病人的生活质量,部分病人术后也有复发的可能。自 20 世纪 60 年代开始,随着纤维胃镜的应用,70 年代 H_2 受体拮抗剂的问世,对消化性溃疡的治疗和抗复发治疗有了惊人的进步,采用手术治疗来预防消化性溃疡的复发已逐渐减少。自 90 年代以来,基本上已无人为预防消化性溃疡复发而采用外科手术治疗了。

消化性溃疡复发一定会有临床症状吗

一般讲,消化性溃疡复发,往往伴有相应的临床症状,如无症状,临床也难于诊断消化性溃疡复发。20 世纪 60 年代应用纤维胃镜后,确也发现有溃疡复发,但无症状,这称谓无症状性溃疡复发。临床上常见的胃溃疡和十二指肠溃疡一样有无症状性溃疡复发。有一学者于 1986 年报道了以内镜随访胃溃疡病人，发现许多胃溃疡在复发时无症状，尽管这些病人既往有胃溃疡症状。他们发现 22 例复发性胃溃疡病人中，仅有 4 例有症状。根据临床观察，在药物维持治疗中的消化性溃疡，无症状性溃疡复发更为多见。另一学者报道，十二指肠溃疡复发中的 71% 是无症状性溃疡复发。这是因为在药物维持治疗时，复发的溃疡较小，维持治疗的药物有止痛作用，使症状减少。因无症状，这种溃疡不能得到及时治疗，溃疡的并发症发生率增高。为了避免无症状性复发溃疡带来的不幸，对消化性溃疡，特别是在以药物维持治疗者，应定期检测大便隐血，并复查内镜以便及时发现无症状性溃疡的复发，定期复查频度为 3~6 个月一次内镜检查为宜。

有哪些药物可预防消化性溃疡的复发

除了避免消化性溃疡复发的有关因素外，如何用药物来预防消化性溃疡复发，是治疗消化性溃疡的一个热点问题。过去虽已有药物能加速溃疡愈合，但应用药物来预防溃疡复发，未见有成功的经验介绍。一直到 20 世纪 70 年代 H_2 受体拮抗剂问世，在 80 年代初才有成功的用药物来预防消化性溃疡复发的报道。先以第一代 H_2 受体拮抗剂西咪替丁，接着有雷尼替丁、法莫替丁、尼扎替丁等来作预防治疗，最近又推出了质子泵抑制剂，如奥美拉唑、兰索拉唑治疗，以上各种药物对预防溃疡复发，均取得了十分惊人的效果。方法有以下几种：a. 间歇治疗。消化性溃疡愈合后即可停药观察，如又复发，再作 4~6

周正规的抗溃疡治疗。如溃疡发作有季节性规律者，在好发季节服药。b. 症状自我控制治疗。当消化性溃疡出现临床症状时，服用全量抗溃疡药物，直至症状消失停药。该法的目的在于控制症状，待溃疡自行愈合。优点是所耗药物少，费用较低。但因溃疡自行愈合慢，只适用于无合并症的十二指肠溃疡。c. 药物维持治疗。溃疡愈合后，每日改半量药物维持治疗，维持治疗 1~2 年，称短期维持治疗；维持治疗 5~6 年者，称长期维持治疗。d. 根除幽门螺旋杆菌治疗。与幽门螺旋杆菌相关的消化性溃疡，根除幽门螺旋杆菌后，可预防消化性溃疡的复发。

什么是预防消化性溃疡复发的药物维持治疗

为了预防消化性溃疡复发,对有些病人可采用药物维持治疗,例如雷尼替丁加速溃疡愈合的剂量为每日 300 毫克,维持治疗可改为每日服用雷尼替丁 150 毫克,应在临睡前服用。这是因消化性溃疡,特别是十二指肠溃疡的发病与复发,与夜间胃酸增高有关,临睡服药,加强抑制夜间胃酸分泌,可更有效地预防复发。可维持服药多年。据临床研究证实,药物维持治疗确可减少消化性溃疡的复发。有报道称,以西咪替丁 0.4 克,每晚 1 次,维持治疗 305 例十二指肠溃疡,第 1、2、3、4 年的溃疡复发率分别为 33％、12％、13％和 4％;另一报道称,以雷尼替丁 150 毫克,每晚 1 次,维持治疗十二指肠溃疡 66 例,第 1、2、3、4 年的复发率分别为 22％、6％、5％和 0％;上海华东医院用国产雷尼替丁 150 毫克,每晚一次,维持治疗消化性溃疡 30 例,一年复发率为 10.3%，对照组的复发率为 87.0%，两组相比有显著差异。又据研究，溃疡愈合程度与药物维持治疗的溃疡复发有很大关系，溃疡愈合程度越不完全即开始维持治疗，溃疡复发率越高；反之，溃疡愈合程度越完全，溃疡复发率越低。仅凭治疗经验，消化性溃疡加强治疗 4~6 周后，即改维持治疗，可能会影响药物维持治疗的疗效。因此强调在维持治疗前，需先做内镜检查，证实溃疡已消失或已结白色瘢痕，再开始药物减量作维持治疗，抗复发的疗效可提高。

维持治疗预防消化性溃疡复发首选哪种药物

　　经临床研究，有很多种抗消化性溃疡的药物可作维持治疗，能取得一定疗效。但维持治疗需经年累月服药，有些药长期服用有一定不良反应；有些需每日多次服药，给病人带来不便；若药费太贵，给病人增加经济负担。经临床多年研究，认为 H_2 受体拮抗剂是比较成熟的维持治疗药物。其中又以西咪替丁 400 毫克，每晚一次；雷尼替丁 150 毫克，每晚一次的临床经验最多；后又有法莫替丁 20 毫克、尼扎替丁 150 毫克和罗沙替丁 75 毫克，每晚 1 次；也有以硫糖铝 2 克，每晚 1 次，据报道均有一定疗效，但不及前两种药的经验多。近又推出以奥美拉唑 20 毫克或兰索拉唑 30 毫克，每周 2~3 次作维持治疗，质子泵抑制剂抑制胃酸分泌作用较 H_2 受体拮抗剂为强，胃长期处于低酸状态，肯定会对人的生理功能带来影响，每周服药 2~3 次，能否达到预防溃疡复发的作用，尚需临床积累更多经验。目前作为药物维持治疗，以 H_2 受体拮抗剂最为理想，其中又以西咪替丁和雷尼替丁更具有有效、安全、简便的优势。

哪些消化性溃疡病人
适用药物维持治疗

药物维持治疗需每日服药,且服药时间较长,短者1~2年,长者3~4年,甚至更长。这样经年累月服药,给病人带来不便,又需较贵的药费。用 H_2 受体拮抗剂来维持,虽尚未发现不可逆性的药物不良反应,但总是为病人和主治医师所担心。因此,不提倡所有消化性溃疡病人均用药物维持治疗来预防溃疡复发。经多年的临床研究,认为其适应证为根除幽门螺旋杆菌后仍反复复发,且伴有以下几种情况:a. 年龄大于 60 岁,体质较差,有严重心肺等疾病,不能耐受消化性溃疡并发症打击者。b. 每年发作 3 次或 3 次以上。对于初次发病的消化性溃疡可以通过间歇治疗来确定其复发频度,对初发而又无严重并发症者,先不予药物维持治疗,待复发时再予 4~6 周的抗溃疡治疗。如果复发较频繁,再改为药物维持治疗。c. 常以出血或穿孔为发作症状的消化性溃疡,这部分病人仅占所有消化性溃疡的 5%~10%。d. 因伴有其他疾病必须服用非类固醇消炎药或抗凝药物者。e. 有消化性溃疡发作史,外出旅行,赴无医疗条件或医疗条件较差的地区工作者(如海员、探险者),在外出期间应维持治疗。f. 每日吸烟多于 10 支者。

药物维持治疗预防消化性
溃疡复发有哪些不良反应

药物维持治疗可使消化性溃疡的复发率明显下降,消化性溃疡的并发症也可减少。据统计,消化性溃疡每年并发症的发生率为2%~3%,一组1 800例消化性溃疡病人用西咪替丁作维持治疗长达4年之久,只出现31例次并发症。按此推算,每年并发症的发生率不到0.5%。对大量药物维持治疗预防消化性溃疡复发的临床观察,由药物引起的不良反应发生率很低。有人对西咪替丁0.4克,每晚一次,维持治疗4年的安全性进行了观察,发现其不良反应发生率逐年减低,第1、2、3、4年分别为8%、4%、4%和1%,极少因药物不良反应而中断治疗。有学者调查了388例长期服用雷尼替丁的十二指肠溃疡病人,其中265例连续服药长达5年,最长达9年,未发生与药物有关的疾病。但出现了以下两个新问题:a. 无症状性溃疡复发的比例增加。据文献报道,不用维持治疗时无症状性溃疡的复发占25%~30%,用 H_2 受体拮抗剂维持治疗后,无症状性复发溃疡占60%~70%。b. 维持治疗的病人对抗溃疡药物可发生耐药性。有研究表明,以雷尼替丁每晚150毫克维持治疗的病人,一旦消化性溃疡复发,再加大雷尼替丁剂量至每日300毫克作8周的正规治疗,消化性溃疡的愈合率只有50%,而用安慰剂维持治疗者,以同样剂量、同样时间治疗,其溃疡的愈合率可达87%,有明显差异,说明病人在维持治疗后对同一药物敏感性减弱。据临床观察,调换另一种 H_2 受体拮抗剂仍敏感。

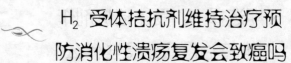

H_2 受体拮抗剂维持治疗预防消化性溃疡复发会致癌吗

从理论上讲,长期过度抑制胃酸分泌有可能增加胃癌的发生率。在无酸或低酸状态下胃癌的发生率增加,如恶性贫血和胃大部切除术后。因此,H_2 受体拮抗剂所致的低酸状态也有这一可能。其理由为低胃酸可使胃内细菌过度繁殖,以致亚硝酸盐增加,后者具有致癌性;低胃酸使胃泌素分泌增加,胃黏膜的嗜铬细胞增生可能发生类癌。但至今尚未有资料表明常规剂量的 H_2 受体拮抗剂增加了人体胃癌和类癌的发生率。实验表明,常规剂量下的维持治疗尚不足以使人体胃内 pH 值升高,以致有利于细菌在胃内持续繁殖的程度,所以以 H_2 受体拮抗剂维持治疗的致癌性可能很轻微或根本不存在。

H_2 受体拮抗剂维持治疗预防消化性溃疡复发会发生代谢紊乱吗

内因子的分泌可能会受 H_2 受体拮抗剂的影响,用西咪替丁或雷尼替丁可能会影响食物中维生素 B_{12} 的吸收,胃内 pH 值增加可能会对食物中的高铁向低铁的转化受干扰而影响其吸收。但经学者研究未能支持以上理论。他们对一组服用西咪替丁 0.4 克,每晚一次达 3 年的病人进行了观察,发现 3 年前后的体重、血红蛋白、血清铁、维生素 B_{12}、白蛋白和钙均无明显变化。表明,常规剂量的 H_2 受体拮抗剂治疗对代谢无明显影响。

长期选择 H_2 受体拮抗剂作为维持治疗应注意些什么

目前常用于作维持治疗的 H_2 受体拮抗剂有西咪替丁、

雷尼替丁、法莫替丁、尼扎替丁 4 种,它们之间进行选择应注意以下几个方面:a. 虽然大多数研究者报道其疗效无明显差异,但也有人认为雷尼替丁优于西咪替丁,以该两药分别维持治疗十二指肠溃疡一年,复发率分别为 23% 和 37%,两者有差异。b. 如果病人因合并其他疾病而需同时服用其他药物时,因西咪替丁对肝细胞内的细胞色素 P450 有较强的作用,可使很多药物的作用增强或延长,这时不宜选用西咪替丁。c. 在老年人中尽量避免应用西咪替丁,因它可增加老年人精神障碍的危险性。d. 西咪替丁有轻度抗雄激素作用。e. 法莫替丁和尼扎替丁长期使用的临床经验少,且无明显优于雷尼替丁和西咪替丁的报道。综上所述,目前用于消化性溃疡抗复发的维持治疗药物应首选雷尼替丁,次选西咪替丁。

什么叫消化性溃疡的药物间歇疗法和症状自我控制治疗

　　药物维持治疗预防消化性溃疡复发存在着每日服药、长期服药担心药物不良反应,又需负担药费等缺点,提出了药物间歇治疗或症状自我控制治疗。间歇治疗是当消化性溃疡已治愈后,即停药观察,如又有溃疡复发,再次予正规的 4~6 周的抗溃疡治疗。有些病人消化性溃疡发作有季节性规律,则在发作季节服药。症状自我控制治疗者是病人有消化性溃疡症状时服药,症状控制后即可停药,不一定需服完一个疗程的药物,让溃疡自然愈合。这两种治疗方法来自消化性溃疡病人自己采取的治疗措施,避免了长期每日服药的缺点,的确也能解决临床问题,医生们也提倡这种疗法。

药物间歇治疗有哪些优点

药物间歇治疗有以下几点优点：a. 方法简便，病人容易接受这种治疗方法。b. 节省药费，避免不必要的治疗。c. 易于发现需要药物维持治疗的病人，即每当停药即复发，或复发频度较多者，可改药物维持治疗。d. 不良反应少，无需长期监测。e. 可供选择的药物较多，能加速溃疡愈合的药均适用。f. 有利于明确消化性溃疡的自然病程。

哪些消化性溃疡病人适用药物间歇治疗或症状自我控制治疗

药物间歇治疗或症状自我控制治疗避免了长期每日服药的缺点，但溃疡仍有发作，在发作时可能会出现消化性溃疡的各种并发症，因此不是每个消化性溃疡病人均能适应的。经临床观察总结，其适应证为：a. 年龄小于60岁，因老年人对消化性溃疡的并发症耐受力差。b. 溃疡服药后，能较快控制症状，愈合顺利者。c. 溃疡复发的次数，每年不超过2次者。d. 消化性溃疡复发时，除胃痛外，不会发生出血、穿孔等并发症者。e. 病人无其他严重伴随症状者。f. 平时不服用非类固醇消炎药、肾上腺皮质激素等致溃疡药物者。g. 平时在生活上能做到避免溃疡复发者。

根除幽门螺旋杆菌能预防
消化性溃疡复发吗

　　自1982年在胃黏膜中发现幽门螺旋杆菌后,经过几年的研究,证实幽门螺旋杆菌感染与消化性溃疡的发病有着密切的关系,有学者提出"无幽门螺旋杆菌无溃疡"的说法,认为消化性溃疡是一种传染病。经临床观察,也证实消化性溃疡的复发与幽门螺旋杆菌的感染有着密切关系。十二指肠溃疡愈合后,幽门螺旋杆菌根除者每年复发率为2.6％,幽门螺旋杆菌未根除者每年溃疡复发率高达58％;同样,幽门螺旋杆菌根除后能有效地预防胃溃疡的复发。有一项长期随访63例消化性溃疡病人,经幽门螺旋杆菌治疗后7年中,38例幽门螺旋杆菌阴性的病人仅1例复发,而25例阳性者5例复发。对于消化性溃疡合并出血病人,溃疡愈合后幽门螺旋杆菌仍呈阳性者,再出血率为40％,幽门螺旋杆菌阴性者未再出血。从以上资料充分说明根除幽门螺旋杆菌后能预防消化性溃疡的复发。对幽门螺旋杆菌阳性的消化性溃疡,在治疗溃疡的同时,均应作根除幽门螺旋杆菌治疗,预防消化性溃疡复发。这是近几年来对预防消化性溃疡复发的一个突破。

根除幽门螺旋杆菌
有哪些治疗方案

　　根除幽门螺旋杆菌的方案很多。根据构成药物的不同,可归纳为两大类:一类含铋制剂,另一类含质子泵抑

制剂或 H_2 受体拮抗剂。任何一种治疗方案均不能治愈所有幽门螺旋杆菌感染。一种治疗方案若能治愈率达80％以上，并能为病人耐受，才被临床选用。按此要求，过去单一抗菌药物治疗，非但根除率低，且易产生耐药性，已被淘汰。后又研究了二联方案，即是铋制剂加一种抗菌药物或抑酸剂加一种抗菌药物等联合应用。研究较多，且认为有价值的方案为质子泵抑制剂加阿莫西林方案，从现有资料来看，该方案对幽门螺旋杆菌的根除率不及三联方案，现在三联方案替代二联方案了。三联方案即以含铋制剂及含质子泵抑制剂或 H_2 受体拮抗剂为基础，再加 2 个抗菌药物组成。目前临床上应用最为广泛的三联方案，具有幽门螺旋杆菌根除率高、疗程短、不良反应少等优点，已被公认是根治幽门螺杆旋菌的首选方案。所谓四联方案，大多是在质子泵抑制剂为基础的三联方案中加铋剂，只用于三联方案无效的病人。最近又推出新型化合物，它是由雷尼替丁和枸橼酸铋形成的雷尼替丁新合成物，不是 2 种药物的混合物。认为幽门螺旋杆菌根治率可达85％～100％，且病人依从性好，但尚需积累更多的治疗经验。

何谓以质子泵抑制剂为基础的根除幽门螺旋杆菌方案

目前以质子泵抑制剂为基础的三联方案临床采用较多，其次是在三联方案中加铋制剂的四联方案。具体药物：质子泵抑制剂为奥美拉唑 20 毫克，或兰索拉唑 30 毫克，也可用第二代质子泵抑制剂，均为每日 2 次，再任加以下 2 个抗菌药物组成；阿莫西林 1 000 毫克、克拉霉素 250～500

毫克、甲硝唑 400 毫克或替硝唑 500 毫克、呋喃唑酮（痢特灵）100 毫克，均为一日 2 次，其他抗菌药物如四环素 0.5 克，一日 4 次。最近报道，应用氟喹酮类也有一定疗效。若对甲硝唑耐药者不用甲硝唑或替硝唑，有青霉素过敏者不用阿莫西林，若经济条件较差者不用克拉霉素。疗程为 1 周。根据研究，疗程 1 周或 2 周，疗效相似，且疗程 1 周，病人易耐受、不良反应少、药费便宜。根据统计报道，该方案幽门螺旋杆菌的根除率在 85％以上。四联方案即是在三联方案基础上再加铋制剂，枸橼酸铋钾（德诺，丽珠得乐）均可，剂量为 240 毫克（120 毫克／片 × 2 片），每日 2 次，疗程也是 1 周，也有 5 天者，对幽门螺旋杆菌的根除率高达 96％。目前多用于三联治疗无效，或幽门螺旋杆菌再感染者。最近有作者提出疗程可延长到 10~14 天。

何谓以铋制剂为基础的根除幽门螺旋杆菌方案

　　传统的含铋制剂的三联方案，组成药物为铋制剂枸橼酸铋钾（德诺，丽珠得乐）120 毫克，每日 4 次，四环素 500 毫克，每日 4 次（也可阿莫西林 500 毫克，每日 4 次），再加甲硝唑 400 毫克，每日 3 次，疗程为 2 周。其疗效取决于幽门螺旋杆菌对甲硝唑有否耐药，敏感者，幽门螺旋杆菌根除率可达 90％以上。耐药者，幽门螺旋杆菌根除率下降为 50％~70％，甚至更低。这时以克拉霉素 250 毫克，每日 4 次，替代甲硝唑，有望提高疗效。把疗程延长至 28 天，并不能提高疗效。若疗程少于 7 天，幽门螺旋杆菌的根除率减少 5％。有资料表明，含四环素的铋剂三联方案比含阿莫西林的铋剂三联方案的疗效更为理想。含铋剂的三联方案

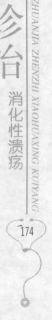

专家诊治

消化性溃疡

ZHUANJIA ZHENZHI XIAOHUAXING KUIYANG

174

的缺点是有一定的不良反应,病人依从性差,约25%的病人出现恶心、呕吐,19%的病人可出现腹泻,少数病人有抗生素相关性结肠炎、念珠菌性肠炎和过敏性皮疹,但仅有少数病人因为这些不良反应而中断治疗。在上海多家医院曾采用枸橼酸铋钾(德诺)120毫克,每日4次,甲硝唑200毫克,每日4次,再加呋喃唑酮(痢特灵)100毫克,每日4次作临床研究,观察对根除幽门螺旋杆菌的疗效,疗程为10天。结果表明,幽门螺旋杆菌的根除率达85%。病人均能耐受,无明显不良反应,偶有皮疹,但不影响治疗,该方案费用低廉,适于国情。

哪种根除方案适宜于幽门螺旋杆菌阳性的消化性溃疡

用于治疗活动性溃疡的药物很多,且都能加速溃疡愈合,根治幽门螺旋杆菌的方案也很多,疗效也甚满意。既要治疗活动性溃疡,又要根治幽门螺旋杆菌,应选什么方案呢?经临床观察,以含质子泵抑制剂疗程为1~2周的三联方案最为合适。验证结果,溃疡愈合率达92%(86%~98%),幽门螺旋杆菌根除率达94%(89%~98%)。质子泵抑制剂对活动性溃疡不但有较迅速的溃疡愈合作用,且有迅速缓解临床症状。幽门螺旋杆菌被清除后,又可加速溃疡愈合。该方案组成的药物,对抗溃疡、消灭幽门螺旋杆菌具有协同作用。与其他根除幽门螺旋杆菌方案相比,该方案不但有较为理想的疗效,且有较高的病人依从性,药物不良反应也少,大家乐于采用该方案治疗幽门螺旋杆菌相关的活动性消化性溃疡。唯一不足之处,是药费较贵。最近也研究了以呋喃唑酮(痢特灵)、甲硝唑等价格较低的抗菌药物,代替价格昂贵的抗菌药物,也取得了同样疗效。

用抗菌药物根除幽门螺旋杆菌为何需加用抑酸剂

　　根除幽门螺旋杆菌需要抗菌药物。经观察,很多抗菌药物在体外做幽门螺旋杆菌药敏试验都很敏感,但服用后不一定都能杀灭幽门螺旋杆菌。研究发现,胃内胃酸影响了有些抗菌药物的杀菌作用,如常用的阿莫西林当胃液酸度接近中性时(即胃内 pH 升高至 6 ~ 7 时),其对抗幽门螺旋杆菌的活性最高。在临床上确也观察到应用单个抗菌药物,或 2 个抗菌药物联合应用,幽门螺旋杆菌的根除率均很低,且幽门螺旋杆菌易对抗菌药物产生耐药,故目前都反对这种用法。以质子泵抑制剂加 2 个抗菌药物,对幽门螺旋杆菌的根除率可提高到 90 % 以上,且强调质子泵抑制剂的剂量要增加,比抗消化性溃疡的剂量增加 1 倍,如奥美拉唑20 毫克,或兰索拉唑 30 毫克,每日 2 次,其目的是充分抑制胃酸分泌,使胃内酸度接近中性,有利于抗菌药物发挥抗菌作用。胃酸减少后,还能增强胃内局部抵御幽门螺旋杆菌的能力,如增加白细胞的吞噬功能,提高胃内免疫球蛋白的溶菌作用等。现在应用抗菌药物根除幽门螺旋杆菌,需与抑酸药合用,反对单用抗菌药物来治疗幽门螺旋杆菌。

用呋喃唑酮(痢特灵)治愈的消化性溃疡为何复发率较低

　　呋喃唑酮也称痢特灵,是 20 世纪 60 年代用以治疗细菌性痢疾的抗菌药物。呋喃唑酮(痢特灵)用以治疗消化性溃疡始于我国。70年代,由诊所医生发现呋喃唑酮(痢特灵)能治愈消化性溃疡,当时在地方医学杂志上见零星病例报道。1978年北医大第三医院的专家们正式做了临床研究,证实呋喃唑酮(痢特灵)治疗组的溃疡愈合率为73%,对照组只有24%,两组有显著差异,肯定了呋喃唑酮(痢特灵)能治愈消化性溃疡的结论。专家们又作了长达4年之久的随访,又发现呋喃唑酮(痢特灵)治愈的消化性溃疡,其复发率低于复方氢氧化铝(胃舒平)治愈的消化性溃疡。对呋喃唑酮(痢特灵)剂量、疗程进行了研究,发现呋喃唑酮(痢特灵)0.2克每日3次,连服7天后,改为0.1克,每日3次,再服7天,2周为一个疗程的疗效,与呋喃唑酮(痢特灵)0.2克,每日3次连服7天为一个疗程相比,疗效相似。也有学者以呋喃唑酮(痢特灵)0.1克,每日3次,连服4周的溃疡愈合率高达85%,未发现明显不良反应。当时认为呋喃唑酮(痢特灵)治疗消化性溃疡具有疗程短、溃疡愈合率高、复发率低、药价便宜等优点,但其机制尚不明确。现在认为呋喃唑酮(痢特灵)有杀灭幽门螺旋杆菌的作用,治愈的溃疡复发率较低,也已得到国际上的认可。

根除幽门螺旋杆菌需要多长时间

根除幽门螺旋杆菌的方案,目前用得最多的是三联方案。由于组成的药物不同,每个方案的疗程有所不同。含质子泵抑制剂的三联方案,疗程为7~10天;含铋制剂的三联方案,疗程为2周,也有为10天者。偶然应用的四联方案,疗程为5~7天。这种方案的疗程是通过临床研究获得的。经验证明,延长疗程或重复疗程,非但不会提高幽门螺旋杆菌的根除率,反而会出现药物不良反应,故不主张延长疗程或重复疗程来提高幽门螺旋杆菌的根除率。合理的用药应是:在疗程结束后一个月,复查幽门螺旋杆菌,目前可用尿素呼气试验来检测幽门螺旋杆菌,不一定再用胃镜复查。如幽门螺旋杆菌仍呈阳性,应更换药物。如有条件,作细菌培养及药敏试验,选敏感的抗菌药物重新组合,也可用四联方案治疗。不提倡无限制地应用抗菌药物来治疗幽门螺旋杆菌。

用质子泵抑制剂根除幽门螺旋杆菌需注意些什么

经临床研究,为提高用含质子泵抑制剂的三联方案治疗幽门螺旋杆菌根除率,应注意以下几点:a. 质子泵抑制剂的每日剂量,每日分 2 次服用的疗效,似乎优于每日 1 次服用。主张奥美拉唑 20 毫克,每日 2 次,或兰索拉唑 30 毫克,每日 2 次,第二次质子泵抑制剂也以每日 2 次为佳。b. 含质子泵抑制剂的三联方案的 2 周一个疗程,与 1 周一个疗程的幽门螺旋杆菌的根除率相似。为了减少药物的不良反应、节约药物,提倡疗程为 1 周~10 天。c. 每天抗菌药物的剂量,每天分为 2 次服用的疗效,与每天分为 4 次服用者相似。为方便病人,主张每日服用 2 次。d. 抗菌药物水溶剂与胶囊的疗效相似,为方便病人应提倡胶囊剂型。e. 质子泵抑制剂餐前或餐后服用,不影响疗效,均提倡早、晚餐前服用。f. 如先服用质子泵抑制剂数日后,再服用含质子泵抑制剂的三联方案,会降低根除幽门螺旋杆菌的疗效。因此,应一开始三药同时服用为好。g. 不同的质子泵抑制剂的疗效相同。应用该方案根除幽门螺旋杆菌时,应注意以上几点,以方便病人,得到病人的依从性,同时提高疗效。

根除幽门螺旋杆菌后会复发或再次感染吗

什么叫幽门螺旋杆菌根除？在抗幽门螺旋杆菌疗程结束后即检测幽门螺旋杆菌，如已转为阴性，叫幽门螺旋杆菌清除；在疗程结束后一个月再检测幽门螺旋杆菌，如仍阴性，且在以后的数月中，随访血内幽门螺旋杆菌抗体滴度逐渐下降，两次尿素呼气试验仍为阴性，才称幽门螺旋杆菌根除。经临床观察，幽门螺旋杆菌清除后的一个月内复发率较高。但根除后，一年内的复发率很低。清除或根除后，又出现幽门螺旋杆菌阳性，若菌株与治疗前相同，称复发；若与治疗前菌株不同，称再感染。虽在家庭内可有幽门螺旋杆菌的交叉感染，但据临床观察，幽门螺旋杆菌根治后再感染十分罕见。国外资料显示，幽门螺旋杆菌根治后的再感染率仅为1%。在发展中国家的再感染率可能相对高些。有学者随访幽门螺旋杆菌根除后的病人，发现在以后的12~25个月内，仅有5%的病人幽门螺旋杆菌转为阳性。国内报道，幽门螺旋杆菌根除后的再感染率为2%。幽门螺旋杆菌根除后，不论是复发或再感染均很少，如再转为阳性者，应做幽门螺旋杆菌的药敏试验，按药敏选用抗菌药物，或给予四联方案治疗，有时可获根除。

幽门螺旋杆菌根除后，消化性溃疡仍复发怎么办

首先应确定幽门螺旋杆菌是否真的根除或幽门螺旋杆菌有否复发或再感染，如证实幽门螺旋杆菌又转阳性，应作

进一步治疗,根除幽门螺旋杆菌。在临床上确也有幽门螺旋杆菌已根治,消化性溃疡仍有复发。这时应认真寻找消化性溃疡复发的其他原因。较常见的有药物引起的消化性溃疡,停用有关药物,溃疡治愈后也就不再复发了。如因胃泌素瘤引起的,或伴随其他病,如副甲状腺功能亢进、慢性支气管炎肺气肿、肝硬化等所致者,积极治疗相关疾病后,也可使溃疡不再复发。如确无其他原因,应嘱病人在生活上尽量避免能引起消化性溃疡复发因素,如每年仍复发多次,或复发时常有大出血等合并症者,应采取长期药物维持治疗。如偶有复发,无严重伴随病,年龄小于60岁者,可采用药物间歇治疗,或自我症状控制治疗。发作有季节性的,在好发季节服用抗溃疡药物。

怎样预防非类固醇消炎药
所致的消化性溃疡复发

对有些不能停用非类固醇消炎药的病人,如患有类风湿的病人,怎样预防消化性溃疡的复发呢? 在临床上进行了很多研究,证实硫糖铝、铋制剂对此无预防复发作用。有学者以设安慰剂的双盲对照试验,观察 H_2 受体拮抗剂对与非类固醇消炎药相关性的消化性溃疡的预防作用,结果发现十二指肠溃疡的复发率明显低于安慰剂组,但胃溃疡复发率两组无明显差异。两组间的消化性溃疡症状的发生率和缓解率无差异。显示 H_2 受体拮抗剂预防非类固醇消炎药相关性十二指肠溃疡有效,但不能预防胃溃疡的复发。最近有研究表明,质子泵抑制剂预防非类固醇消炎药诱发胃溃疡有效,但对十二指肠溃疡的疗效不佳。目前研究较多的是米索前列醇(一种胃黏膜保护剂),有学者观察了

420 例持续服用非类固醇消炎药的关节炎病人，随机分为 3
组，分别接受米索前列醇 400 微克、800 微克和安慰剂治疗
12 周。结果表明，3 组病人胃溃疡的发生率分别为 5.6%、
1.4% 和 21.7%，治疗组的胃溃疡发生率明显低于安慰剂
组。另有学者以每日服米索前列醇 800 微克观察持续服用
非类固醇消炎药病人十二指肠溃疡的发生率，结果治疗组
的十二指肠溃疡的发生率为 0%~1%，安慰剂组为 6.3%~
8.2%，治疗组的疗效优于安慰剂组。目前公认，米索前列
醇每日 400~800 微克能预防非类固醇消炎药相关性消化
性溃疡的复发。大多数病人能耐受，且也不干扰非类固醇消
炎药治疗关节炎的疗效。现在面市的双氯芬酸钠米索前列
醇（奥湿克）是由双氯酚酸（扶他林）50 毫克、米索前列醇
200 微克的混合剂，既能治疗关节酸痛，又能预防消化性溃疡
的发生。经临床应用，达到了预期的效果，可惜药价贵了些。

皮质类固醇激素引起消化性溃疡的发生和复发与用药有关吗

皮质类固醇激素会引起消化性溃疡发生和复发，主要
是影响胃内前列腺素的合成，减弱对胃和十二指肠黏膜
的保护作用。据已发表的 42 篇文献共 5 331 例病人的研
究结果，认为应用皮质类固醇激素超过 30 天，或应用泼
尼松（强的松）总量大于 1 000 毫克时，可引起消化性溃
疡。既往有消化性溃疡病史的病人，可使消化性溃疡复
发；用药时间少于 30 天，或口服泼尼松（强的松）剂量小
于 1 000 毫克，并不增加消化性溃疡的发生率和复发率。
也有学者报道，小剂量皮质类固醇激素也能发生消化性
溃疡，或使消化性溃疡复发。

什么是理想的抗幽门螺旋杆菌治疗方案

理想的抗幽门螺旋杆菌方案应有以下几点要求：a. 根除率大于90％。b. 不良反应小。c. 病人耐受性好。d. 溃疡愈合迅速，症状消失快。e. 不产生耐药性。f. 治疗简单，疗程短。g. 价钱便宜。h. 效果持续，不易复发。目前各种治疗方案中，大多推荐含抗分泌药物的低剂量短程三联疗法。适合国情的方案以奥美拉唑20毫克或兰索拉唑30毫克，每日2次，加甲硝唑0.4克和呋喃唑酮（痢特灵）0.1克，各1日2次，连服7~10天。

幽门螺旋杆菌对抗菌药物有耐药菌株吗

幽门螺旋杆菌对有些抗菌药物具有天生抵抗力，如万古霉素、磺胺类药物和磺胺增效剂等，对某些抗菌药物易产生耐药性，如甲硝唑、替硝唑、克拉霉素、克林霉素、红霉素、环丙沙星、氧氟沙星等。据报道，幽门螺旋杆菌对甲硝唑的耐药发生率非常高。在西方国家10％~30％的幽门螺旋杆菌菌株对甲硝唑或替硝唑原发耐药，在非洲有些国家甚至高达80％~100％，可能与以前使用过或种族特异性有关。这种耐药菌株的出现，也与应用单一抗菌药物治疗幽门螺旋杆菌有关。为了预防耐药菌株的发生，不提倡以单一抗菌药物治疗幽门螺旋杆菌。目前应用的三联方案，不但可提高幽门螺旋杆菌根除率，也可能预防耐药菌株的发生。耐药菌株能明显降低幽门螺旋杆菌的根除率，如以传统的含铋制剂三联方案治疗幽门螺旋杆菌,其疗效取决于幽门螺旋杆菌对甲硝唑是否耐药,敏感者幽门螺旋杆菌根除率高达90%以上,耐药者根除率下降为50%~70%,甚至更低。有这种情况时,以克拉霉素250毫克,每日4次,替代甲硝唑,有望提高根除率。

根除幽门螺旋杆菌方案
会有哪些不良反应

目前公认,根除幽门螺旋杆菌的治疗方案,提倡应用含铋制剂或含质子泵抑制剂,加2个抗菌药物的三联方案。这种方案虽提高了幽门螺旋杆菌的根除率,减少了耐药菌株的产生,但有些三联方案的不良反应也同时增高,其中以传统的含铋制剂三联方案(枸橼酸铋钾120毫克,每日4次,加甲硝唑0.4克,每日3次,加四环素0.5克,每日4次,疗程2周)的不良反应较大,有时病人不能耐受,不良反应发生率达30%。主要表现胃部不适、恶心、腹泻、口/喉痛、头晕/倦睡、真菌感染,甚至发生伪膜性结肠炎等。为了减少这些不良反应,有学者将甲硝唑和四环素的剂量减少,也有将疗程缩短等办法,希望能保持原有根除率,同时减少不良反应。另一类常用的含质子泵抑制剂的三联方案,发生的不良反应较前者为少,也轻微。由于该方案疗程短,缓解症状快,深受病人欢迎,因不良反应而中断治疗者很少发生。

中草药能预防消化
性溃疡复发吗

目前尚未见有较成熟的中草药预防消化性溃疡复发的

报道。有些研究单位开展了以中草药对幽门螺旋杆菌根除的研究，如黑龙江省中医研究院观察了53例中草药单味及其不同组方，分别对幽门螺旋杆菌作抑菌试验，发现黄连、大黄、乌梅、丹参和三七有较强的抑菌作用。浙江中医院采用以龙胆草、白花蛇舌草、蒲公英、乌梅、当归、白芍为基础的清热益胃汤治疗幽门螺旋杆菌阳性胃炎。3个月后，幽门螺旋杆菌阴转率为71％,90％以上病人的症状有不同程度的好转。但对消化性溃疡是否有预防作用，尚未见有成功的报道。1999年有学者报道，以中成药椰林胃乐冲剂治疗消化性溃疡216例，经随访2年，其溃疡复发率为15.22％,对照组西咪替丁治疗的2年复发率为74.1％,认为两组的复发率有明显差异。

经医生诊断治疗后
病人应怎样进行康复

姓名 Name _____ 性别 Sex _____ 年龄 Age _____
住址 Address _____
电话 Tel _____
住院号 Hospitalization Number _____
X 线号 X-ray Number _____
CT 或 MRI 号 CT or MRI Number _____
药物过敏史 History of Drug Allergy _____

消化性溃疡与食用刺激性食物有关吗

　　某些刺激性食物能引起消化不良的症状,如吃辣椒、芥末或胡椒后,胃镜检查可发现发红、水肿等胃黏膜损害,辣椒等刺激性食物也能使胃酸和胃蛋白酶原分泌增高。但在长期食用这些刺激性食物的人中,可能由于存在适应性的保护机制,尚没有确凿的证据表明其与消化性溃疡的发生有关。相反,有人研究指出,辣椒素可以改善胃黏膜血流,具有保护胃黏膜作用。对消化性溃疡病人,不提倡食用特殊饮食,鼓励病人吃正常饮食。

食物会引起消化性溃疡的复发吗

　　一提到消化性溃疡,很多病人认为饮食不当可引起消化性溃疡复发,自作主张什么食物可吃,什么东西不可吃。其实很多学者确也研究了食物对消化性溃疡的影响。有研究报道,在印度南部长期食用稻米的人较印度北部长期食用面食的人,消化性溃疡的发生率和复发率高(复发率81%比14%),而从印度南部移居印度北部改食面食后,消化性溃疡的发生率和复发率又下降。另有一些资料表明,长期食用精制面粉的人,较长期食用粗制面粉的人消化性溃疡的发生率高,食用低纤维饮食的人较高纤维饮食的人消化性溃疡发生率高。日本学者的研究表明,高盐饮食的人较低盐饮食的人消化性溃疡发生高。尽管如此,目前尚未能证实特殊饮食比一般常规饮食降低胃酸分泌更明显,也未能证实无刺激饮食与常规饮食对消化性溃疡临床过程的影响有差异。因此，目前不强调消化性溃疡病人应吃什么特殊饮食。

消化性溃疡病人 一定要控制饮食吗

饮食疗法曾经一度是消化性溃疡的标准疗法重要内容之一，但是目前已知并无有效食谱能促进溃疡愈合或预防复发。原则上仍强调进餐的规律性，并避免粗糙、过冷过热和刺激性大的饮食，如香料调味、辛辣、浓茶、咖啡等，各自摸索并排除某些引起胃部不适或疼痛的食物。症状严重者可暂进流质或半流质饮食，少吃多餐，以减轻对胃部的刺激。牛奶和豆奶虽然能暂时稀释胃酸，但其所含钙质吸收后反过来刺激胃酸分泌，故不宜进饮过多。目前，大多数胃肠病专家主张，鼓励病人正常饮食，不必饮食控制。

消化性溃疡病人可以吸烟吗

早在 60 年前，已有人发现吸烟与消化性溃疡之间有一定的关系。流行病学资料提示：a. 消化性溃疡病人中吸烟者比对照组多；b. 吸烟量与消化性溃疡发病率呈正相关；c. 死于消化性溃疡的吸烟者比不吸烟者多；d. 吸烟者的十二指肠溃疡比不吸烟者难愈合；e. 吸烟者的十二指肠溃疡复发率比不吸烟者高，而且吸烟可以增加消化性溃疡并发症的发生率。

关于吸烟为何容易发生消化性溃疡的机制还不清楚，有如下几种可能性：

① 烟雾中的尼古丁等有害物质可以直接破坏胃黏膜，导致胃黏膜的微血管收缩，胃黏膜供血不足。

② 吸烟可以促使胃酸和胃蛋白酶原的分泌增多。

③ 吸烟可能抑制胰腺分泌重碳酸盐，从而削弱了十二指肠近端中和酸性胃液的能力。

④ 吸烟可以影响幽门括约肌的关闭功能，导致胆汁返流，破坏胃黏膜屏障。吸烟也可以使胃排空延缓和影响胃、十二指肠运动功能。

⑤ 吸烟可影响胃、十二指肠黏膜内的前列腺素合成，减少黏液量和黏膜血流量，从而降低黏膜的防御功能。

⑥ 吸烟破坏胃黏膜防御能力，会增加幽门螺旋杆菌感染机会，而且吸烟与幽门螺旋杆菌感染可协同诱发和加重消化性溃疡的发生。

研究发现，饭后吸烟危害更大，因为饭后胃蠕动明显增加，大量的血液由全身其他处转向胃，血液循环加快，烟雾中大量的有害物质会很快被吸收。

吸烟会影响药物维持治疗预防消化性溃疡的疗效吗

吸烟会影响药物维持治疗对预防消化性溃疡复发的作用，对有吸烟嗜好的消化性溃疡病人，多数学者主张维持治疗的药物剂量要增大。有学者观察了雷尼替丁不同剂量对吸烟者和非吸烟者消化性溃疡复发情况。结果发现，应用雷尼替丁 150 毫克，每晚一次，维持治疗 12 个月时，吸烟组的消化性溃疡复发率为 23％，非吸烟组只有 3.3％，吸烟组的复发率明显高于非吸烟组。观察 18 个月时，吸烟组复发率为 24％，也明显高于非吸烟组的 3.3％。如改用雷尼替丁 300 毫克,每晚一次维持,经 12 个月或 18 个月观察,吸烟组和非吸烟组的复发率相似,分别为 6.8% 比 5.9% 和 8.9% 比 8.8%。因此,对有吸烟嗜好的消化性溃疡病人,以雷尼替丁维持治疗预防溃疡复发的剂量,不应 150 毫克,而应 300 毫克,每晚 1 次为宜。

吸烟引起消化性溃疡的复发与幽门螺旋杆菌感染有关吗

过去的研究已证实吸烟可以增加胃溃疡和十二指肠溃疡的发病率、复发率和病死率,同时还增加消化性溃疡并发症的发生率,也影响治疗药物使溃疡愈合。但据最近研究报道,吸烟对消化性溃疡的临床过程,其影响是轻微的,且认为不存在幽门螺旋杆菌感染情况下,吸烟似乎不足以成为溃疡发生和复发的一个危险因素。当幽门螺旋杆菌根除后,吸烟不再是消化性溃疡复发的因素了。

消化性溃疡病人可以饮酒吗

在临床上常常遇到大量饮酒后出现上腹疼痛、烧心,甚至伴有呕血或黑便的病人。对这些病人进行急诊胃镜检查,往往可发现胃内黏膜明显充血水肿,甚至糜烂,部分病人已形成了浅小溃疡,有的还可看到新鲜血液渗出或涌出。由此可见饮酒对胃黏膜有明显的损害作用。进一步研究显示,饮酒不仅会造成胃炎和促使溃疡形成,而且对溃疡活动期的病人和有溃疡史的病人危害更大,往往可使溃疡加重、出血或复发。饮酒对胃黏膜损伤的机制有以下几方面:

① 酒中的主要成分是乙醇,它可直接造成胃黏膜损伤,形成胃炎及溃疡,特别是空腹饮酒损伤更明显。

② 乙醇直接作用于消化性溃疡病人的溃疡面,轻者延缓愈合,重者使溃疡加重,出现溃疡并发症,如出血、穿孔。

消化性溃疡病人能饮用咖啡和浓茶吗

咖啡、浓茶等饮料均能明显刺激胃酸的分泌。去咖啡因的咖啡与含咖啡因的普通咖啡刺激胃酸分泌的作用相同。但是,流行病学调查未能证实咖啡、浓茶等饮料与消化性溃疡的发生相关。不过长期饮用可能会增加发生消化性溃疡的危险性。

老年消化性溃疡病人在生活上应注意些什么

目前没有肯定的证据证明哪些食物可以促进溃疡愈合,因此对老年消化性溃疡病人,不必过分强调限制饮食和改变长年形成了的饮食习惯,原则上应做到进餐有规律,避免过硬、过冷、过热、辛辣等较大刺激食物。改变老年人的不良生活习惯也很重要。吸烟对于消化性溃疡的发生密切相关,且影响溃疡的愈合。老年人吸烟者一般历史较长,老年消化性溃疡的病人应做到彻底戒烟。老年人常有大量饮茶的习惯,茶叶中的茶碱可使胃酸分泌增多,咖啡也有类似作用,老年消化性溃疡的病人应少饮或不饮。乙醇对胃黏膜的作用有不同的报道,一般认为在溃疡活动期应忌酒,平时可少量饮低浓度的酒类,不要饮高浓度的酒类。活动性消化性溃疡或有合并症的病人,应以休息为主,非活动性溃疡不必强调休息。溃疡病的病人精神放松,解除疲劳,对促进溃疡愈合及防止复发均有重要意义。

消化性溃疡病人应改变哪些不良生活习惯

一些不良的生活习惯会影响消化性溃疡的治疗。要注意:

① 戒烟。吸烟作为溃疡病的攻击因子,与溃疡病之间有一定关系。据资料统计,吸烟者较非吸烟者的溃疡病发病率高2倍,且会影响愈合,使其易复发和使溃疡病的并发症增加。吸烟致病的可能机制是:a. 促使胃酸和胃蛋白酶原分泌增加。b. 抑制胰腺分泌碳酸氢盐。c. 影响幽门括约肌关闭功能造成胆汁返流。d. 使胃排空延迟。e. 影响胃十二指肠黏膜前列腺素的合成,减少黏液量和黏膜血流。f. 影响对幽门螺旋杆菌感染的治疗效果。因此,消化性溃疡病人应戒烟。

② 忌酒、少饮浓茶、浓咖啡和可口可乐等。酒、浓茶、浓咖啡和可口可乐等可刺激胃酸分泌增多,引起胃炎并加重溃疡病的症状,延迟其愈合。

③ 解除紧张、焦虑等精神情绪。长期精神紧张、焦虑或情绪波动的人,可使胃酸分泌增加和胃运动功能增强、肠血管收缩使黏膜血流减少,削弱了黏膜自身防御功能而易患溃疡。尤其在精神处于应激状态时,更易患此病。消除这些不良精神因素有利于溃疡病的康复和降低发病率。

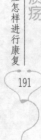

预防消化性溃疡复发，病人
在生活上还应注意些什么

预防消化性溃疡复发，药物治疗固然重要，但平时在生活上避免易使溃疡复发的因素也不能忽视。消化性溃疡病人如能做到，有些消化性溃疡不会复发，如对药物性消化性溃疡，如能停服有关药物，溃疡治愈后，也不会复发。消化性溃疡病人应注意以下几点：

① 劳逸结合，保证睡眠充足。避免精神紧张，心情愉快，解除对消化性溃疡的忧虑也很重要。

② 戒烟：有人做过比较，给消化性溃疡病人治愈后观察一年，发现吸烟组的溃疡复发率为 84%，非吸烟组为 53%，两者有明显差异。且每日吸烟量越多（大于 10 支/日），越易引起复发。

③ 忌饮烈性酒：目前虽尚未证实饮酒能引起溃疡复发，但酒能损害胃黏膜屏障，损害程度与乙醇含量呈正比。提倡消化性溃疡病人不饮烈性酒及酗酒。

④ 合理膳食：a. 有规律的定时进食，以维持正常消化活动节律，切忌延迟进食。b. 细嚼慢咽，避免急食，咀嚼可增加唾液分泌，后者能稀释和中和胃酸，并可提高胃黏膜的屏障作用。c. 餐间避免零食，睡前不宜进食。d. 饮食不宜过饱。e. 不宜多饮牛奶和豆浆。

⑤ 避免服用致溃疡药物，如病人同时患有必须应用致溃疡药物的疾病，应同时服用保护胃黏膜的药物。

哪些药物会引起消化性溃疡

有些药物会引起胃、十二指肠溃疡,以非类固醇消炎药最为明显。长期口服这些药物的病人中,有10%~25%的病人发生消化性溃疡,其中以胃溃疡为多见。其发病的危险性与服用的剂量大小和疗程长短有关,与个体对这类药物的敏感性也有一定关系。非类固醇消炎药之所以损伤胃黏膜的原因,除了药物对胃黏膜的直接作用外,这类药物抑制了体内环氧化酶的活性而干扰了胃、十二指肠黏膜内的前列腺素的合成,使前列腺素减少,削弱了胃、十二指肠黏膜的保护作用。长期使用肾上腺皮质激素也可诱发消化性溃疡,其原因或许是这类药物可使黏液生成减少,从而影响黏膜的防御功能。肾上腺皮质激素还可影响前列腺素的合成,减弱对胃、十二指肠的保护作用。不过,对此类药物引起消化性溃疡还有争论。利舍平具有组胺样作用,可增加胃酸分泌,有潜在的致溃疡作用。

消化性溃疡病人必须服
易致溃疡药物时怎么办

患有消化性溃疡的病人,如非治疗所必需,对某些药物如非类固醇消炎药、激素、利舍平等药物切忌滥用。如一定要服用时,应注意以下几点:

① 选用毒性小且剂量也小的药物,同时注意避免联合使用易致溃疡的药物。

② 饭后服药,以减少对胃黏膜的直接损伤。

③ 可同时应用一些抑酸剂,如 H_2 受体拮抗剂、质子泵

抑制剂等。

④ 应用前列腺素 E 制剂,可防止因服用非类固醇消炎药引起的溃疡,目前应用较多的是米索前列醇,据临床应用结果报道,疗效最佳。

⑤ 对幽门螺旋杆菌阳性的病人计划长期使用或正使用非类固醇消炎药,病人需多考虑接受抗幽门螺旋杆菌的根除治疗。

⑥ 应用选择性抑制 COX-2 的非类固醇消炎药如塞来考昔(西乐葆,塞来昔布),对胃的损伤较传统的非类固醇消炎药为少。

情绪为什么会影响消化性溃疡的复发

很多消化性溃疡病人常很注意饮食对该病影响,忽视情绪因素对消化性溃疡的影响。其实消化性溃疡的发生和复发,与情绪因素有很大关系。研究表明,长期精神紧张、焦虑、情绪明显波动时,胃酸分泌量明显增加。一个健康人在应激状态下,4 天后其基础胃酸分泌增加 3 倍。此外,情绪不稳者还通过交感神经和其他物质作用于胃、十二指肠形成缺血,从而促使消化性溃疡的发生与复发。总之预防消化性溃疡的复发,情绪稳定比饮食更为重要。

患了消化性溃疡一定要住院治疗吗

消化性溃疡是一种常见病,一般认为人口中约 10% 在其一生中患过该病,但绝大多数人并不需要住院治疗。临床表现的主要特点有：a. 慢性过程。少则几年，多则10余年或更长。b. 周期性发作。病程中常出现发作期与缓解期相互交替，发作期可达数周至数月不等。c. 节律性上腹痛。部分病例仅表现为上腹部胀满、食欲不振、嗳气、反酸等消化不良症状。这些病人可在门诊就诊，遵医嘱回家按时服药就可以了。但是，有一些病人需要住院治疗：a. 出现消化性溃疡并发症，如大量出血、穿孔、幽门梗阻、癌变，只要有其中之一，应住院治疗。b. 某些难治性溃疡也要住院治疗，需排除潜在的疾病，如胃泌素瘤等。

患了消化性溃疡 一定要卧床休息吗

对急性消化性溃疡，最好给以休息。在无并发症的情况下，一般无需卧床休息。对活动性溃疡给予适当的休息，包括体力上和身心上，有助于减轻疲劳和解除紧张情绪，也有助于促进症状的缓解。休息时间长短，可根据病情酌定，一般3~7天即可。症状控制后，可边工作边治疗。对慢性消化性溃疡非活动期者，无需过分强调休息。

消化性溃疡大出血病人可 以自行上厕所大小便吗

消化性溃疡大出血一般是指数小时内失血量超过1 000毫升或循环血量的20%以上者，这种病人往往伴有血容量减少引起的急性周围循环衰竭，表现为大汗、心悸、口干、恶心、烦躁，并可有晕厥。当从平卧位坐起或站起时，由于血容量不足，易引起直立性低血压，致脑循环缺血，昏厥摔倒。此外,上厕所大小便时的屏气和大小便后腹腔压力突然减小,也会影响血压。所以,消化性溃疡大出血病人必须绝对卧床休息,不能自行上厕所大小便。

挂号费丛书·升级版
总书目

37. 专家诊治眩晕症	（神经科）	54. 专家诊治子宫疾病	（妇　科）
38. 专家诊治肾脏疾病	（肾内科）	55. 专家诊治妇科肿瘤	（妇　科）
39. 专家诊治肾衰竭尿毒症	（肾内科）	56. 专家诊治女性生殖道炎症	（妇　科）
40. 专家诊治贫血	（血液科）	57. 专家诊治月经失调	（妇　科）
41. 专家诊治类风湿关节炎	（风湿科）	58. 专家诊治男科疾病	（男　科）
42. 专家诊治乙型肝炎	（传染科）	59. 专家诊治中耳炎	（耳鼻喉科）
43. 专家诊治下肢血管病	（外　科）	60. 专家诊治耳鸣耳聋	（耳鼻喉科）
44. 专家诊治痔疮	（外　科）	61. 专家诊治白内障	（眼　科）
45. 专家诊治尿石症	（泌尿外科）	62. 专家诊治青光眼	（眼　科）
46. 专家诊治前列腺疾病	（泌尿外科）	63. 专家诊治口腔疾病	（口腔科）
47. 专家诊治乳腺疾病	（乳腺外科）	64. 专家诊治皮肤病	（皮肤科）
48. 专家诊治骨质疏松症	（骨　科）	65. 专家诊治皮肤癣与牛皮癣	（皮肤科）
49. 专家诊治颈肩腰腿痛	（骨　科）	66. 专家诊治"青春痘"	（皮肤科）
50. 专家诊治颈椎病	（骨　科）	67. 专家诊治性病	（皮肤科）
51. 专家诊治腰椎间盘突出症	（骨　科）	68. 专家诊治抑郁症	（心理科）
52. 专家诊治肩周炎	（骨　科）	69. 专家解读化验报告	（检验科）
53. 专家诊治子宫肌瘤	（妇　科）	70. 专家指导合理用药	（药剂科）